親の介護をする前に読む本

東田 勉

講談社現代新書

2403

はじめに

日本人の2人に1人はがんになり、3人に1人はがんで死にますが、元気なうちからがんの本を買って読む人はほとんどいません。自分ががんだとわかってから、慌ててがんのことを調べ始めます。本屋でがんの本を探し、1冊といわず2冊も3冊も買い込んで読み始めるのです。

介護もまた、多くの日本人が巻き込まれる可能性を持っています。そして、無縁なうちから学んでおこうという人はほとんどいません。では、がんと同じように、そうなってから学べばいいのでしょうか。

介護の場合、それでは間に合わないのです。がんの場合は自分が宣告を受けたとしても、本を買って読むだけの時間的な余裕がありますし、それだけの知的能力も維持されます。要介護状態になった人で、自分が置かれた立場を客観的に知るために本を読める人がどれくらいいるでしょうか。多くの場合、認知能力が低下して、本を読むことはおろか、自分の置かれている状況を理解することも困難な状態に陥ります。幸い認知能力が維持されていたとしても、誰かに介護されなければ生活できない状態で、自ら積極的に情報を集めに行く余裕のある人がどれくらいいるでしょうか。

また、親や配偶者が要介護状態になって主介護者の立場に立たされると、戸惑うような出来事が次々と降りかかり、書店に足を運ぶ時間的な余裕さえなくなります。いったん介護に巻き込まれると、立ち止まって考えるゆとりなど持てないのです。

そのことが、多くの悲劇を生んでいます。介護ライターとして私が取材した家族介護者たちは「事前に必要な知識を持っていれば、こんなに苦しまなくてもよかったのに」と口々に語りました。また、大切な人を看取《みと》ってから「ああしてあげればよかった、こうしてあげたかったと、後悔ばかりです」「私に十分な知識がなく、無知だったことが悔やまれます」と悲嘆にくれていました。

なぜ、介護に後悔がつきまとうのでしょうか。それは、「まだ大丈夫、もっと先のことだろう」と考えている人が多いからです。日本人の平均寿命は２０１５年に女性87・０５歳、男性80・７９歳となり、ともに過去最高を更新しました。これは２０１４年に生まれた女の子、男の子の赤ちゃんが何歳まで生きるかを予測した平均余命なのに、ニュースでこの数字を聞くと、親や自分や配偶者のことのように思い込んでしまうのです。「この年齢まで、誰もが元気でいられるだろう」と思ってしまうのは、ある種の錯覚、誤解です。

人間には健康寿命というものがあります。制限なく健康な日常生活を送ることができる期間を示す健康寿命は、女性74・２１歳、男性71・１９歳（２０１３年）で、平均寿命との差は女性が12・84年、男性が9・6年もあるのです。

つまり平均してこの年数、日本人は介護を受けることになります。死ぬ直前まで元気に暮らしてコロリと亡くなる「ピンピンコロリ」を願っていても、思うようにいかないのが人生です。するにしてもされるにしても、平均してこれだけの介護期間があることを計算に入れて老後の計画を立てておきましょう。

実際、何も準備しないで立ち向かえるほど介護は甘くありません。「いつか身に降りかかるにしても、イヤなことは考えたくないから後回しにしよう」と思考停止に陥るのは危険です。

では、どんな準備をしておけばいいのでしょうか。最初の準備は、「介護とは何か」「介護が始まるとどんなことが起こるのか」を知ることです。

本書は、介護が始まると遭遇するあらゆる問題を取り上げました。あらゆるといっても対処が必要な問題は数えきれないほど多いので、多くの人が迷うであろうポイントを選び出し、それぞれに必要な知識と解決のヒントを示しました。

最初に提示したかったのは、私たちが置かれた立場です。そこで、介護難民にならないための基礎認識から始めました。また、介護施設にはどのような種類があるのか、介護保険サービスはどうしたら上手に使いこなせるのか、介護にはどれくらいお金がかかるのか、なども介護の初期から必要な知識です。これらを第4章までにまとめました。

最初にこうした知識がないと、この先次々と出会う介護業界の人とまともに対峙できません。うっかり流されていくと、画一的で劣悪なサービスに巻き込まれてしまうこともあるのです。そうならないための参考事例と介護施設の見分け方を、第5、6章にまとめました。特に第6章で紹介した「あるべき介護」と「後始末」との違いは、介護職の皆さんも読んで、日常の仕事に役立てていただきたい部分です。

第7、8章では、高齢者医療と認知症医療を取り上げました。介護が重度化してから出遭う問題だと思われがちですが、あらかじめ高齢者医療と認知症医療の実態を知っておくことは、介護の初期から重要です。本人は受け身にならざるを得ないので、介護者が確かな知識を身につけておく必要があります。

第9章の終末期医療は、究極の選択を扱う章です。口から食べられなくなったらどうすればいいのか、急変時にはどう対応すればいいのか、点滴だけで見守るということはどういうことなのか……。終末期に出遭う諸問題は、医療者まかせにできることではありません。本人が意思表示できなければ、介護者が一つひとつ深刻な決定をしていく必要があります。これは、日頃から看取りをどうするかという哲学を持っていなければ対処できない問題です。そのときになって慌てないよう、看取りまでを視野に入れた介護の仕上げを本章でイメージしていただきたいと思います。

本書は、介護のことを学ぼうとする人が「最初に読むべき本」として企画されました。長年介護ライターとしての取材を続けてきた体験と、専門家から教わったさまざまな知識を凝縮した一冊です。

超高齢社会を賢く乗り切るために役立ててください。

目次

プロローグ

介護は人の人生を変えてしまう

介護ライターとして多くの介護者を取材してきた私ですが、「もっとも印象深かった家族介護者は誰だろうか」と自問すると、ひとりの女性の姿が思い浮かびます。10年ほど前にご自宅へ伺い、お話を聞かせていただいた藤田越子さんです。

東京都内で両親のもと一人っ子として成人した越子さんは、4年制大学を出て大学の研究室で4年間働いたあと、希望の会社へ勤めることができました。人生が大きく変わったのは、会社で働き始めて1年目のことです。当時68歳だったお母さんがお友だちと伊豆へ温泉旅行に出かけ、帰りの電車の中でくも膜下出血を起こしたのです。

お父さんと病院へ駆けつけた越子さんは、お母さんの病状があまりに重いことに息をのみました。一命は取り留めたものの、生死の境をさまよっていたのです。越子さんはその日から病室のお母さんに付き添い始め、仕事を辞める決心をしました。

このようなとき、人は誰も介護がどのくらい続くのか見当がつきません。「育児であれば先が見えるが、介護の先行きは誰も見通せない」からです。

越子さんが仕事を辞めてお母さんの付き添いを始めたのは1986年、急性期病院での入院は1年4ヵ月にもおよび、その後5ヵ月間のリハビリ入院を経て在宅介護が始まりました。私が取材した２００６年にはもう20年間も介護が続いていたのです。中年になっても美しい越子さんでしたが、独身でいる理由が介護にあったことは明白だと思えました。

お母さんは左半身にマヒが残っただけでなく、治療の後遺症で聴力を完全に失ってしまいました。筆談の用具をいろいろと試した越子さんが、取材時に使っていたのは小型のホワイトボードでした。

「面倒に思わず、ちょっとしたことでも大きな字で書いて話しかけるようにしています。ヘルパーさんもよく書いてくれますし、外出先で筆談をしていると、いろんな人から声をかけられるんですよ」

そう話してくれた明るい声が、今でも耳元に蘇ります。

その後、お父さんも大腿骨を骨折して車イス生活になり、お母さんより先に亡くなるまでの６年間、越子さんは両親を介護したのです。

驚いたことに、お母さんが倒れて病院へ駆け付けた越子さんは、その日から病室に泊まり込んで付き添いを始め、１年間一度も家に帰りませんでした。助けたい一心でお母さんの命と向き合った経験が、その後の介護を支える自信につながったそうです。

一人っ子とはいえ親の介護に半生をささげた感のある越子さんですが、悲壮感などまったく感じられなかったことをよく覚えています。私が越子さんのことを思い出したのは、よく似たケースで日本中が知る大きな悲劇が起こったからです。

利根川介護心中はなぜ起こったのか

２０１５年11月22日、埼玉県を流れる利根川で、同県深谷市に住む老夫婦が水死しました。81歳の妻と74歳の夫でした。川の中に夫婦の三女（47歳）が座り込んでいるのが発見され、現場から２㎞離れた上流の浅瀬には３人が乗ってきた軽自動車が残されていました。三女が運転して車での入水自殺を図ったものの、浅瀬で車が止まったので車を乗り捨て、歩いて川へ入ったのです。冷たい11月の利根川で老夫婦は水死し、三女だけが救出されました。

81歳の妻は10年ほど前にくも膜下出血を起こし、それをきっかけに認知症を発症していたそうです。74歳の夫は30年前から地元の新聞専売所に勤め、18万円ほどの月収があったといいます。夫婦には３人の娘がいましたが、上の２人は結婚などで家を出て、未婚の三女が夫婦と同居していました。

約3年前、三女は母親の介護に専念するために勤務先を退職したようです。おそらく父親と話し合って〈生計を立てるのは父親、介護と家事は三女〉と役割を分担したのでしょう。これが、裏目に出ました。父親が頸椎《けいつい》を痛めて仕事を続けられなくなり、生活の目途が立たなくなったのです。

「現金も貯金もなく、母親の介護にも疲れました。父親が〝死にたい〟と言うので車で飛び込もうと思いましたが、浅瀬で止まったので母親の手を引いて川に入りました」

こう語った三女を埼玉県警深谷署は、母親の殺人と父親の自殺幇助《ほうじょ》の容疑で逮捕しました。その後の報道によると、事件の20日ほど前に三女は父親と一緒に市役所を訪れ、生活保護と父親の首の手術の相談をしています。そのとき、母親の要介護認定の申し込みも行ったそうです。

11月17日（事件の5日前）には市役所を再訪して生活保護の申請書類を受領。19日（事件の3日前）には市の福祉課の職員2人が一家の住む借家を訪問して、申請書類を正式に受理しました。そのまま申請が通れば3人が暮らしていけるだけの生活保護費が支給され、手術が必要だった父親の医療費も無料になるはずでした。

それなのになぜ、老夫婦は死ななければならなかったのでしょうか。

市の職員が聞き取り調査に訪れた11月19日は木曜日でした。事件が発見されたのは22日（日曜日）の朝ですが、一家は21日（土曜日）の昼すぎには心中するために軽自動車で出発しています。

「一緒に3人で死んでくれるか。お母ちゃん残してもかわいそうだから」

父親が三女にそう語りかけたのは、11月18日（水曜日）の夕食前後のことでした。普通の会話の中で出た言葉だったといいます。三女は「いいよ」と即答しました。その時点で親子が合意したのは、「11月28日までには」という期限でした。父親の首の手術は11月末と決まっていて、すでに「完治はしない」という診断が出ていました。

「自分も寝たきりになるんじゃないか。それでは生きる希望がないから、手術前に死なせてほしい」

父親は、三女にそう頼んだのです。そこには、この先両親を介護しなければならない三女を、苦しみから解放したいという思いも含まれていました。

公判を傍聴してわかったことですが、父親は長女が小学校4年生の頃ギャンブルなどで借金をつくって失踪し、10年以上帰ってきませんでした（帰ってきたのは長女が高校を卒業し、結婚して家を出た数年後）。そのため、次女は幼くして養女に出されています。長女、次女とも家庭があり、生活が大変で実家への経済的援助はできない状態でした。

実際には、19日の面談が心中の実行を早めました。市役所の職員が行ったのは、生活歴の聞き取りでした（市役所関係者は、一切裁判に呼ばれていません）。

「高校を中退して、仕事を転々として、惨めだと思ったけれども、父も同じような話で、親子で似たような人生なんだなと思ったら、また惨めになりました」

こう証言した三女は、面談のあと父親に「早めよう」と言い、父親は「いいよ」と承諾します。生活保護開始のための調査が、申請者を傷つけた可能性があるのです。

生き残った三女に対して、検察側は懲役8年を求刑しました。弁護側は執行猶予が妥当と訴えましたが、判決は懲役4年の実刑でした。

問題は、利根川介護心中が「めったに起こらないレアケース」ではないことです。皆さんは、現在日本のあちこちで介護疲れ殺人や心中が起こっていることをご存じでしょうか。

介護疲れ殺人・心中が少なくないという事実

日本福祉大学の湯原悦子准教授は、2015年6月に都内で開かれた介護者支援のシンポジウムで次のような集計と見解を発表しました。

「介護が関係している殺人事件は、1999年から2014年まで少なくとも672件、年平均40件程度発生している」

「介護保険制度の開始前後で件数に大きな変化が見られないため、介護保険制度によって介護殺人が目覚ましく減ったわけではないと考えられる」

湯原准教授は、高齢者虐待と介護疲れ殺人の研究で知られる学者です。日本には高齢者介護に限定した「介護殺人」の公式な統計は存在しません。そこで湯原准教授は、独自の集計方法を考案しました。WEB上の大手「新聞記事データベースサービス」で全国紙や地方紙30紙をピックアップし、「介護・殺人」「介護・心中」などのキーワードで検索をかけて、被害者が60歳以上の死亡事故を抽出、集計したのです。

このような方法で介護殺人の年次的変化を追っている湯原准教授は、「新聞報道を基にした集計方法には限界があり、とても全てではない」と言います。介護に行き詰って起こる殺人や心中の実数は、さらに多いはずだというのです。

一方厚生労働省は、2006年から始まった高齢者虐待防止法に基づいて、介護をめぐる死亡事故を公表しています。2013年度に市区町村が確認した虐待による死亡者は21人で、12人が介護者による殺人、6人が介護放棄、2人が介護放棄以外の虐待による致死、1人が心中でした。湯原准教授の集計よりはるかに少ないのは、介護者が要介護者を殺しても単なる縁故殺人として取り扱われ、「虐待には当たらない」と高齢者虐待防止法違反にカウントされないためです。

2016年7月に放送されたNHKスペシャル「私は家族を殺した～〝介護殺人〟当事者たちの告白～」をご覧になった人もいると思います。この番組では、過去6年間に138件の介護殺人が起こり（NHKプロジェクト調べ、未遂や傷害致死を含む）、「今、日本では2週間に1度介護殺人が起きている」と警告が発せられました。

こうした数字を見ると、不思議に思う人がいるはずです。わが国では2000年度から介護保険制度が始まり、「介護の社会化」が目指されました。創設当時、「高齢者の介護は家族だけでなく、社会全体で行うべきだ」と声高に叫ばれたものです。それでもなお、介護に行き詰る人が後を絶ちません。

冒頭で紹介した越子さんは、仕事を辞めて母親の介護を続け、一時は母親と父親の両方を介護しました。利根川介護心中の三女も母親の介護を続け、最後には父親の介護も始まっていたようです。同じような境遇なのに、越子さんは明るく介護できて、三女ができなかったのはなぜなのでしょうか。

認知症の有無やきょうだいの有無など、考えられる理由はたくさんあります。父親の性格も、無視できません。越子さんが制度に明るく、デイサービスやショートステイを上手に使って人に会い、「介護のおかげでたくさんのお友だちができました」と語っていた点は、いちばん利根川介護心中の三女と異なる部分でしょう。

このように、同じような境遇でも天と地ほどの違いが出るのが介護だと言えます。行き詰れば、介護していた肉親の死をも望むようになるのです。そこまで追い詰められる前に、私たちは介護で行き詰らないための知恵を身につけなければなりません。

第１章

介護受難の時代がやってくる！

介護難民にならないための
基礎認識

「日本が世界に類を見ない超高齢社会に突入していることは、頭ではわかる。しかし、この先自分を何が待ち受けているのかがよくわからない」。中高年の多くは、将来に漠然とした不安を抱えています。時代の変化に取り残されないために、まずは現状の認識から始めましょう。

介護者または家族介護者という言葉を聞いて、皆さんがイメージするのはどんな人でしょうか。もし、配偶者や実子以外にお嫁さん（同居する長男の妻）をイメージしたのであれば、その人は古い介護者観の持ち主です。近年、家族の形が大きく変わっていることに気づいていません。

図1をご覧ください。

わが国は世帯数がどんどん増え続ける一方、世帯を構成する人員がどんどん減り続けています。1950年代は一世帯平均5人の家族がいたのに、現在は一世帯に2・5人の家族しかいないのです。東京都では、2015年1月の段階で一世帯平均1・96人となり、とうとう2人を割りました。もはや平均的な世帯に、長男の嫁はいません。

では、親の介護が必要になったとき、子どもたちはどんな行動をとるのでしょうか。結婚している子どもたちの多くが選択するのは、自分の親だけを看る「実子介護」です。妻

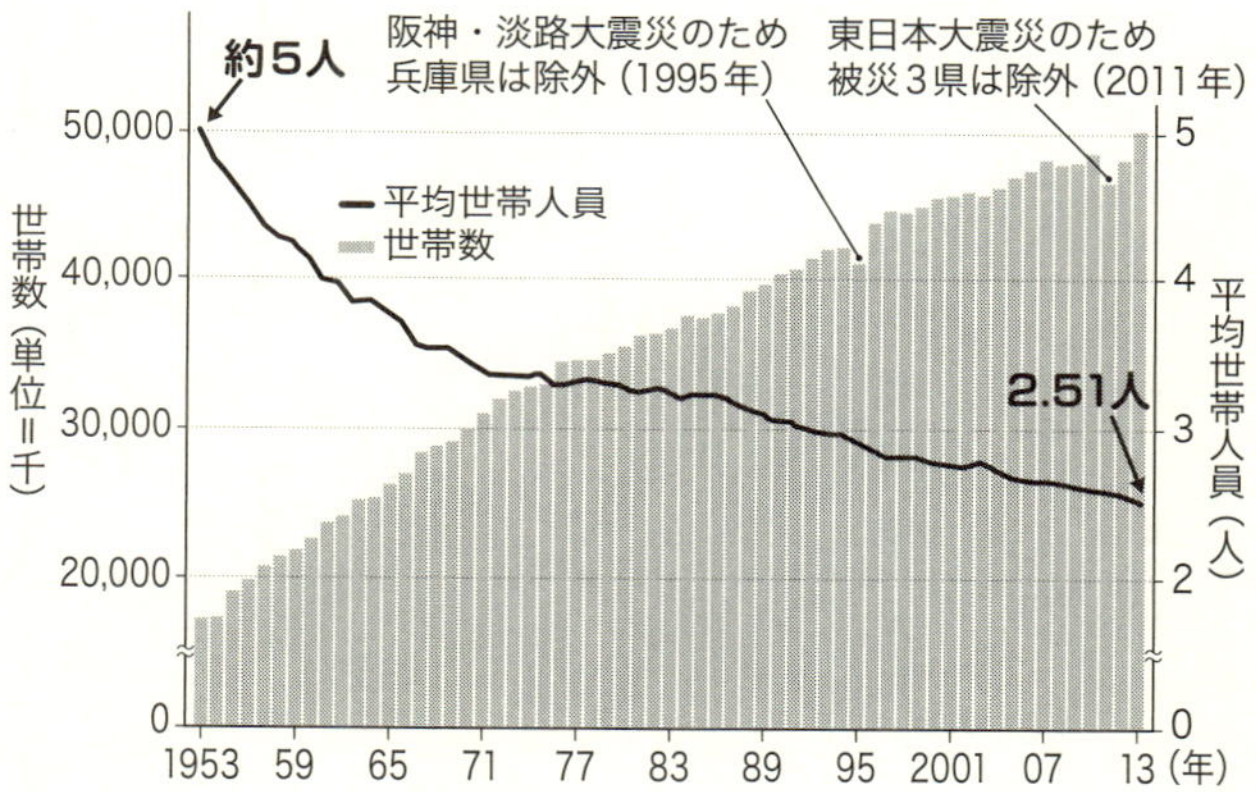

図1　平均世帯人員と世帯数の推移（1953−2013年）
一世帯の平均人員が60年間で半減した（「国民生活基礎調査の概況」をもとに作成）
（『完全図解　在宅介護　実践・支援ガイド』〈監修：三好春樹　編著：金田由美子・東田勉〉169ページより転載）

にも介護しなければならない親がいますし、子どもの世話をしなければならない場合もあるでしょう。夫の親の介護を拒否する場合もあるはずです。そのような場合、夫は自分の実家の介護を引き受けざるを得ません。介護のために別居する子ども夫婦も増えてきました。

今や、「介護者の3割は男性」という時代になっています。定年間近になって、親の介護のために地元へ帰る息子は少なくありません。そして、そんな夫について行かない妻も少なくないのです。

「ケアする人のケア」を目的に結成された市民団体（NPO法人）「介護者サポートネットワークセンター・アラジン」の牧野史子理事長はこう語ります。

「介護の風景でもう一つ変わってきたのは、実家を離れないシングル層の出現です。結婚しない子どもが親元に居続けた結果、年老いた親の介護に巻き込まれていきます。シングル層の介護者はどんどん増え、仕事を辞めてまで親の介護をせざるを得ない……。そういう人たちは親の年金で食べていますが、やがて親が亡くなると収入がストーンと落ちて貧困問題になってしまうのです」

男性介護者の増加に加えて、近年では障害や認知症などいくつもの問題を抱えた世帯で、1人が複数人を介護する「多重問題世帯」や、学業期の若者が介護する「ヤングケアラー世帯」が増えています。高齢化だけが問題なのではなく、このように介護者像が変貌しているから、支援のあり方も変わらなければならないと牧野さんは語ります。具体的にはイギリスの「ケアラー支援法」のような介護者支援法を日本でも法制化し、介護者が地域で孤立するのを防がなければならないというのです。「要介護者のためのサービスを提供する介護保険では、介護者は間接的にしか助からない。もっと介護者を直接助けるサービスが必要だ」という考えがそこにあります。

問題は、これまで妻や嫁がほとんどとされてきた家族介護者（ケアラー）が男性や若者にも増えてきた結果、介護者の姿が見えにくくなってきたことです。男性や若いケアラーは、困窮しても周囲や公的機関に助けを求めたがりません。

背景にあるのは人口構造の大変化

介護者像が変化した背景には、わが国の人口構造の大変化があります。「少子高齢化」という言葉でひとまとめにされるように、高齢化が進む一方で出生率は下がり続け、日本は若者が少なく年寄りが多い国になりました。

２０１５年版の「高齢社会白書」(内閣府)には、高齢者を支える現役世代が今後も減少を続けるという予測が掲げられています。現役世代(生産年齢)を15～64歳、高齢者を65歳以上と設定した場合の比率は次の通りです。

１９５０年時点……12・１人の現役世代が１人の高齢者を支えていた
２０１０年時点……２・８人の現役世代が１人の高齢者を支えていた
２０６０年時点……１・３人の現役世代が１人の高齢者を支えなければならない

この比率は、公的年金制度を説明するときによく使われます。皆さんは「世代間の支え合い」という言葉を耳にしたことがあるはずです。

公的年金は、「現役時代に自分の年金を積み立て、老後に利息を付けて受け取る〈積み立て方式〉」ではありません。「現役世代の払う年金は今の高齢者へ支払われ、現役世代が老いたら次の現役世代から受け取る〈賦課方式〉」です。

「世代間の支え合い」とも呼ばれる賦課方式は、少子高齢化の影響をまともに受けます。これからは、受給開始年齢の引き上げや受給金額の引き下げが避けられないでしょう。すでに2004年の年金改正で、少子高齢化に見合うよう年金水準を自動的に引き下げるしくみが導入されています。

少子高齢化が問題なのは、お年寄りの寿命が延びたからではありません。若者が子どもを産めない、産まないことが問題です。その原因は、どこにあるのでしょうか。

一つの原因としては、晩婚化や非婚化が進み、そもそも家庭をつくらない若者が少なくないことが挙げられます。しかしそれにも増して心配なことは、経済的な基盤が脆弱であり、かつ将来に明るい展望が持てないために、家庭をつくっても子どもを育てる自信がない若者が多いことです。夫婦が3人目の子どもを産まないことには人口の減少に歯止めがかからないのですから、国はもっと子育て支援に力を入れなければなりません。

2015年12月13日、朝日新聞の「天声人語」にフィンランドの子育て支援の充実ぶりが紹介されていました。かの国では出産時に「育児小包」なる箱が届いて、肌着から防寒着までそろうといいます。子どもは社会で面倒を見る、という考えが確立しているのです。教育費は大学まで無料で、大学生には生活費まで支給される充実ぶりです。

これなら、安心して子どもを産めます。その代わり、高福祉で知られる北欧や西欧の国々の税金の高さは相当なものです。消費税を8％から10％に上げるのに、何年も先延ばしにする日本とは違います。日本は、かつて一億総中流時代（1970年代）に「高福祉高負担の国」を目指すこともできましたが、その道を選びませんでした。その結果、現実に生まれているのがアメリカ並みの格差社会です。

右肩上がりで経済成長していた時代（人口が増えていた時代）は過ぎ、これからは次第に国力が弱まっていく時代が始まります。その影響をまともに受けるのが、要介護者であり介護者です。

団塊世代は介護難民になるのか

リハビリ医療の第一人者である大田仁史さん（茨城県立医療大学名誉教授）は、著書『団塊と介護』（2011年初版、講談社）の中で、団塊世代（1947～1949年に生まれた人口の多い世代）は、この先3度の試練に見舞われると警告しました。

第一の試練は、団塊世代が全員65歳以上の高齢者になる2015年頃から始まる年金崩壊です。団塊世代は何とか逃げ切れるのではないかとの見方もありますが、まだ予断を許しません。

第二の試練は、それから10年後の2025年頃やってきます。団塊世代全員が75歳以上の後期高齢者になるこの時期から起こるのは介護崩壊です。医療と介護の費用が多額になり、同時にサービスが需要に追いつかない状況が起こると大田さんは指摘します。

「（医療は）入院期間が短く設定され、極端な話、アメリカのように病院の周辺のホテルに泊まって手術を待ったり、手術後を過ごしたりしなければならないかもしれない。当然、自己資金が乏《とぼ》しいとよい医療は受けられない。

介護も悲劇的になる。国は地域包括ケアや二四時間の在宅ヘルプを行うという在宅介護を中心にした施策を進めているが、この効率の悪さは〝在宅ケアが幸せ〟という幻想を一気に吹き飛ばすだろう。〝住み慣れた所で在宅ケアを〟という情緒的な言葉に騙《だま》されてはならない。そのようなことのできるのは、立派な家に住み家族に恵まれ、お手伝いを置ける大金持ちだけである」（同書より）

第三の試練は、それから10年後の２０３５年頃、団塊世代がこの世を去るに伴って起こる葬儀崩壊です。多死が問題となり、葬祭場は超満員。何とか葬儀は整っても、火葬場が不足して葬儀難民が出ると大田さんは警鐘を鳴らします。

２０１５年、「東京圏高齢化危機回避戦略」というショッキングな政策提言を行ったのは、民間団体「日本創成会議」です。同会議は、２０２５年に東京圏だけで約13万人が必要な介護を受けられない介護難民になると試算し、介護施設に受け入れ余力がある地方への移住を促しました。この提言では、東京圏の高齢者を受け入れる余力があると推定される41地域が発表されて賛否両論が巻き起こったものです。

家族に介護力を期待できない時代

2013年1月、老施協（公益社団法人 全国老人福祉施設協議会）は、特別養護老人ホーム（特養）に入所している軽度者（要介護1、2の人）が退所できるかどうかの調査を行い、報告書を発表しました。当時から特養入所者の平均要介護度は3・89くらいで重度化が進んでいたものの、全入所者の約12％は軽度者が占めていたからです。

調査の結果、回答を得た軽度者のうち36・4％は入所後生活状況や身体状況が改善されて要介護度が低下していたにも関わらず、94・5％が退所不可能と回答しました。理由は介護困難（独居、身寄りなし、介護者不在）が圧倒的に多く、次が認知症でした。

図2は、2012年に日本ホスピス・緩和ケア研究振興財団が行った調査の結果です。余命が限られている場合、実現可能かどうかは別として「自宅で過ごしたい」と答えた人は81・4％いました。しかしその中には「自宅で過ごしたいが、実現は難しいと思う」と回答した人が多く、女性は男性を上回っていました。

同財団は、余命が限られている人が自宅で最期を過ごすためにはどんな条件が必要だと

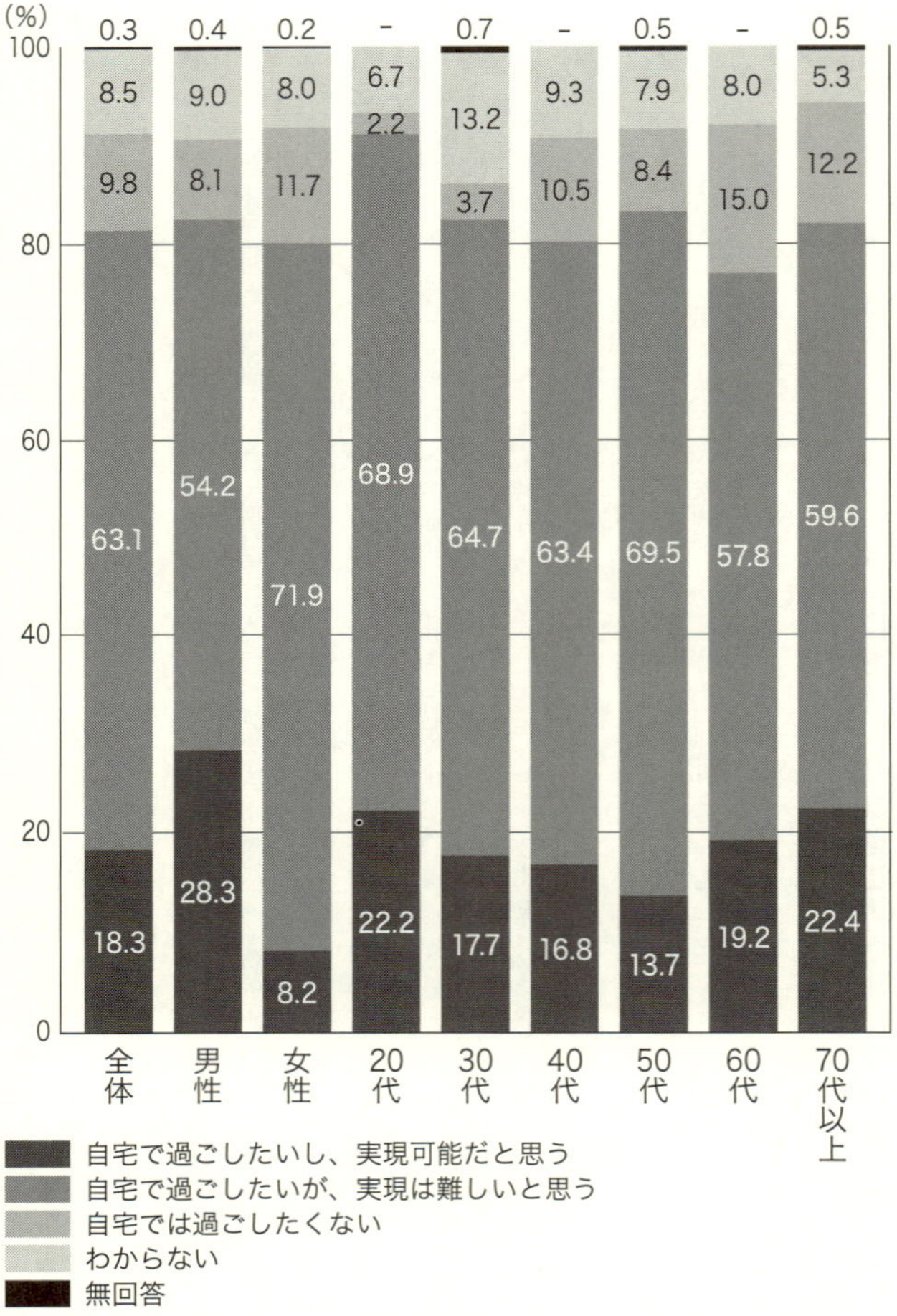

図2　余命が限られている場合、自宅で過ごしたいか（性別、年齢層別）

（日本ホスピス・緩和ケア研究振興財団が行った2012年のアンケートより）

（『完全図解 介護のしくみ 改訂第3版』〈監修：三好春樹　編著：東田勉〉294ページより転載）

思うかについても調査を行っています。それによると、

①介護してくれる家族がいること
②家族に負担があまりかからないこと
③急変時の医療体制があること

が回答の上位を占めました。住み慣れたわが家での死を望みながら実現は難しいと考えている人たちが、何を気にしているかがわかる調査です。実際には、こうした条件が整わないことを見越して、図2のように「自宅で過ごしたいが、実現は難しいと思う」という回答がもっとも多くなっているのです。

では、自宅に代わる死に場所はどこになるのでしょうか。

図3は、日本人が亡くなる場所の変化です。1960年には70・7％の人が自宅で亡くなり、18・2％の人が病院で亡くなっていました。それが1970年代後半に逆転し、1990年代後半からは約8割の人が病院で亡くなっています。介護施設で亡くなる人も増えてはいますが、全体から見るとまだ少数と言えるでしょう。

なぜ介護不安が蔓延してきたのか

現在の介護不安の一因が、世帯構成の変化にあることはすでに見てきたとおりです。核家

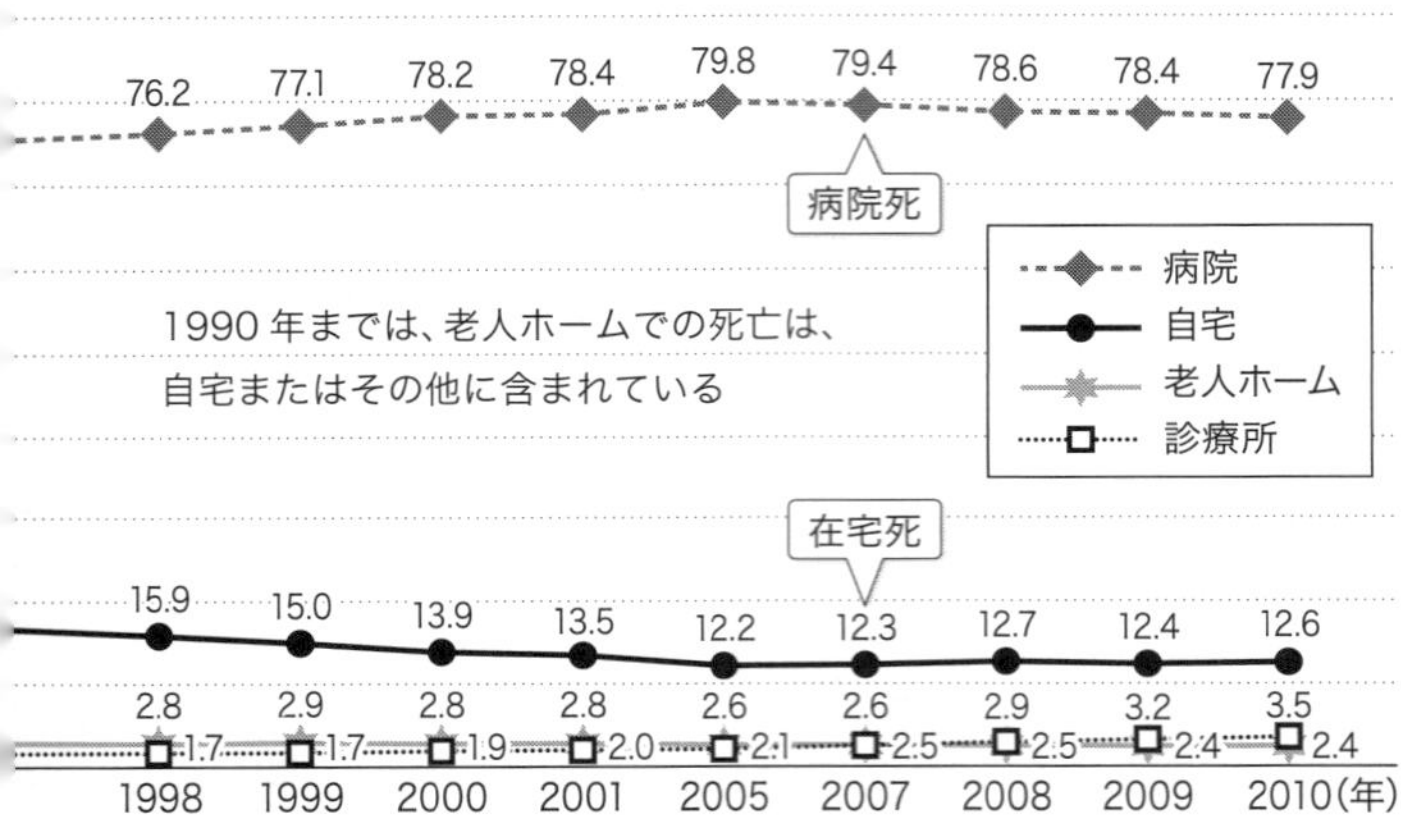

(『完全図解 介護のしくみ 改訂第3版』〈監修：三好春樹　編著：東田勉〉41ページより転載)

族化が極端に進み、子どもとの同居世帯は3割台に落ち込みました。それに、これから要介護老人となる世代の多くは、子どもから介護を受けることを望んでいません。

民間の生命保険会社が全国30〜69歳の男女に行った調査（2011年）によると、親の介護は「子の役割」と答えた人が30・2％いたのに対し、自分の介護が「子の役割」と答えた人は2・8％でした。同じ調査で、自分の介護について34・4％の人が、配偶者や子どもより「専門の介護職が担うべきである」と答えています。

今後も、この傾向は続くでしょう。しかし、公的介護保険が充実したからといって、介護不安がなくなるものではありません。「子どもの世話にならない時代」は、

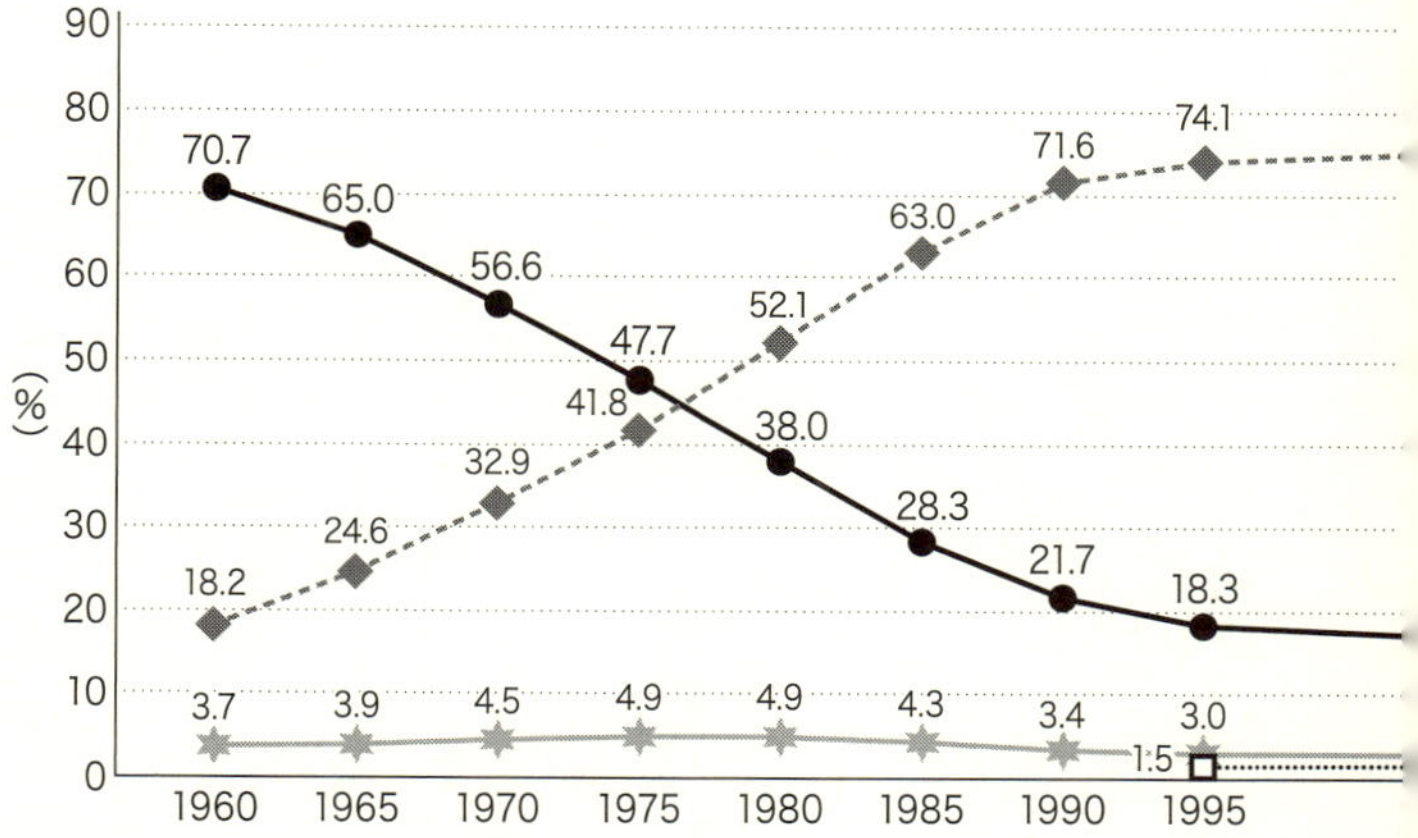

図3　日本人の亡くなる場所はこう変わった
（厚生労働省2010年「人口動態統計」より）

「孤独な時代」でもあるのです。

２０１５年版の「高齢社会白書」（内閣府）によると、単身高齢者のうち44％強が「孤独死を身近に感じる」と答えています。内訳を見ると、毎日誰かと会話をしている高齢者は「とても感じる」「まあ感じる」の合計が38・2％でしたが、１ヵ月に１～２回しか会話をしない高齢者が孤独死を身近に感じる割合は、63・4％でした。

また同白書では、「病気などのときに誰の世話になりたいか」という質問に対して、子どものいない独居男性の35％が「あてはまる人はいない」と答えています。これは、子どものいない独居女性の35・4％が「兄弟姉妹・親戚」と答え、「あてはまる人はいない」が21・5％に留まったのとは大きな違いです。

介護不安が蔓延しているもう一つの原因は、一貫しない国の施策にあります。

２０１５年９月、安倍首相は「一億総活躍社会」を実現させるために、①６００兆円のＧＤＰ（国内総生産）、②希望出生率１・８、③介護離職ゼロを目指すと宣言しました。
③は、介護職員の離職ゼロを目指すという内容ではありません。介護離職ゼロとは、年間10万人いるとされる「家族を介護するために離職する人」を２０２０年代初頭にゼロにしようとする計画です。そのために国が決めた施策の一つが、特別養護老人ホーム（特養）やサービス付き高齢者向け住宅の増設でした。厚生労働省の施設計画では、２０２０年度までに34万床増やすことになっていましたが、上積みして50万床になりました。
これは、要介護者を自宅から出すことによって、家族介護者（特に男性サラリーマン）を救い出すのが狙いです。しかし、在宅から施設への誘導は、わが国が目指す「地域包括ケアシステム」に逆行します。２００６年に行われた介護保険法の大改正で、日本は居宅サービスを中心とした地域包括ケアへ向かうことが決められているのです。

それが、介護離職ゼロという新たな施策でうやむやにされようとしています。過去10年、在宅重視を掲げて「単身・重度の要介護者でも在宅を選択できる社会をつくる」と言い続けてきた厚生労働省の方針はどこへ消えたのでしょうか。

2016年8月、これまで特養の開設には運営する社会福祉法人が建物を所有することが条件とされていましたが、賃貸物件でも特養が開設できるよう東京都が補助の対象を拡大しました。2016年9月には公正取引委員会が、原則として社会福祉法人などに限られていた特養の開設主体を株式会社や医療法人にも広げるよう提言するなど、特養増設の動きが加速しています。

今後国は施設サービスを充実させるのか、在宅サービスを充実させるのか。国民はどちらのサービスを選べば幸せになれるのかがはっきりしません。

これは、「どちらにしても充実するならいいじゃないか」という問題ではありません。経済学者の鈴木亘《わたる》氏が2008年に試算したところによると、わが国の社会保障の純債務はおよそ1500兆円（年金900兆円、医療保険380兆円、介護保険230兆円）にものぼるのです（『社会保障亡国論』講談社現代新書）。この先、団塊世代が要介護者になる頃には、財政難から大幅な介護費用の値上げと介護サービスの削減が待っていることは明らかなのですから、目先のことではなく、確実な未来像を示してほしいものだと思います。

「介護の時代」はいつになったら来るのか

第1章では、これまでに2つの問題点を指摘しました。人口構造の変化によって在宅介護が脆弱になっているという点、多くの人の死に場所が病院になっているという点です。終末期を病院に頼るとどういう問題が起こるかは第9章で詳しく解説しますが、とりあえず介護を学ぶ前に、前提としてこのような問題点の存在を押さえておく必要があります。

2000年度から始まった介護保険制度は、家族や病院に頼らず老後を送ることを目的に掲げてスタートしたものの、現実はその理想とは程遠い状況です。多くのお年寄りは、病院ではなく在宅での死を望み、要介護者を抱えた家族は、仕事を辞めざるを得ない状況に追い込まれています。かつて、介護保険制度は契約でサービスを買うしくみだから、本人の心身の状態を見極めて適切なサービスを選ぶ「賢い消費者になれ」と言われました。どんなサービスがあるかわからない人のためにケアプランを考えてくれるケアマネジャーという専門職が生まれ、介護福祉士を目指す養成校も続々と新設されて、21世紀初頭は「介護の時代」だと言われたものです。

介護保険制度のスタートに伴い、日本の津々浦々に介護施設が建設され、多くの人が介護サービスに従事するようになりましたが、残念ながら「介護の時代」には実態が伴いませんでした。制度やハードは整備されたものの、要介護者や家族介護者が満足できるような、質の高い介護サービスを提供できる事業者はごく一握りで、家族介護者は不満やフラストレーションを抱えています。

なぜこのような事態が起こっているのでしょうか。介護保険制度が破綻しつつある原因は、高齢化の予想以上の進展による財源不足もあるでしょうが、介護の真のニーズを捉えていなかったことが大きいように思います。介護の真のニーズを捉えられなかったのは、介護を医療の延長線上に位置づけようとするからです。この問題を30年来指摘し続けている「生活とリハビリ研究所」代表で、理学療法士の三好春樹さんはこう語ります。

「医療や看護は、ケガや病気の人を治して元気な状態に戻す役割を果たしてきました。そのため、病気か元気かの二元論で人を見ようとします。ところが近代医療の飛躍的発達が、この二元論を崩したのです。かつては死に至る病気が、治療できるようになりました。しかし、治療したといっても元気になったわけではありません。脳血管障害による手足のマヒ、加齢による認知症、慢性疾患をコントロールしつつ生きながらえて到達した老衰など、二元論の中間に停滞するお年寄りが増えたのです。この病気と元気の中間にいる人たちに対して、医療も看護も無力であったことから介護が生まれました。介護とは治療でも訓練でもなく、一人ひとりの個別の状態を把握し、残された力を使って個別のニーズに応じた生活をつくり出していくものなのです」

そういえば昔は、脳卒中で倒れたお年寄りは「絶対に動かすな」と言われました。そのために自宅で介護されたお年寄りは、手遅れになってそのまま亡くなったり、幸い一命をとりとめても、深刻なダメージを受けて数ヵ月後には死亡するケースが多かったように思います。今はすぐに救急車で病院へ運ぶので、一命をとりとめる人が少なくありません。しかし、手術をしてもダメージを受けた脳の完治は難しく、命に別状はないものの片マヒという障害が残りがちです。

何とか治したい医療側は、治りきらない人々に対してリハビリテーションという手法を導入しました。これは、外国から入ってきた概念です。リハビリテーションがいちばん発達したアメリカでは、戦場で負傷した兵士の社会復帰に大活躍しました。

しかし、リハビリでマヒした手足が元に戻ったり、老化を止めたりできるわけではありません。リハビリが得意としているのは、若くて訓練意欲がある患者なのです。片マヒなどの治らない障害を得て「わしはもうダメだ」と思っているお年寄りには通用しないことがわかってきました。

そこからが、本当の介護の出番なのです。しかし、別の壁が未だに「介護の時代」の到来を阻んでいます。それは「介護とは何か」「プロが最低限やるべき介護とは何か」が、多くの人に理解されていないという現実です。

そのことを明らかにするために、次章では介護施設が抱える問題点を取り上げます。

第２章

緊急事態　介護施設に入れない！

介護施設利用の常識・非常識

「自宅がいいのか、施設がいいのか」。それを悩む前に、多くの人は「介護施設」についての知識が不足しています。「こんなはずじゃなかった」とあとで後悔しないために、これだけは知っておきたい介護施設のイロハを学びましょう。常識と非常識が織りなす、介護施設の世界へどうぞ。

皆さんは、介護保険制度で「介護施設」と呼ばれるものは、特別養護老人ホーム（以下、特養）、介護老人保健施設（老健）、介護療養型医療施設（療養病床）の3つしかないことをご存じでしょうか。介護保険は、サービスの種類を、

●居宅サービス（在宅で受けられるサービス）
●施設サービス（介護保険施設へ入所して受けられるサービス）
●地域密着型サービス（その市区町村に住む人しか受けられないサービス）
●その他のサービス（ケアプラン作成や福祉用具販売）

などに分けています。

その中で、施設サービスは「特養」「老健」「療養病床」の3種類しかないのです。住み替えを伴う有料老人ホーム、グループホーム、サービス付き高齢者向け住宅（サ高住）、ケアハウスなどに入っても、そこは制度上「介護施設」ではありません。自宅とこれらの住

まいは、「在宅」という言葉でくくられます。

有料老人ホームやグループホームなどは「自宅」ではありませんが、介護保険制度上は、生活の拠点を移したという意味で自宅扱いされるのです。そこでの生活は、一見施設入所のように見えても、新たな在宅生活の始まりとなります。

介護のことを書いた本を読んでいて、施設の話になると急にわかりにくくなるのは、この区別がとても曖昧だからです。参考までに、高齢者の住まいの選択肢を図示（図4）します。「高齢者マンションで虐待が行われた」とか、「どこそこの街には何軒も〝胃瘻《いろう》アパート〟がある」という告発記事を読んでも、一般の読者がピンとこないのは、それらの〝介護施設もどき〟が高齢者の住まいの区分のどこに位置するのかが見えてこないからです（無届け施設なので、実際には図4のどこにも入りません。無届け施設については後述）。

とりあえず、図4をもとに、在宅と施設の違いを理解しておきましょう。

介護保険施設へ
入所する

- 介護療養型医療施設（療養病床）
  - 要介護1以上の人
- 介護老人保健施設（老健）
  - 要介護1以上の人
- 特別養護老人ホーム（特養）
  - 要介護3以上の人

介護保険サービスを使って
在宅で暮らす

家で受けられるサービス

- ケアプラン作成
- 訪問介護
- 訪問看護
- 訪問入浴介護
- 訪問リハビリテーション
- 居宅療養管理指導
- 福祉用具貸与
  （要介護1以下の人は
  レンタル品目の制限あり）
- 特定福祉用具販売
- 住宅改修　など

施設へ出かけて受けるサービス

- **通所介護**
  （デイサービス／
  デイケア）
- **ショートステイ**
  （短期入所生活介護
  短期入所療養介護）
- ※**小規模多機能型居宅介護**

（『在宅介護応援ブック　いざという時の介護施設選びＱ＆Ａ』〈著：三好春樹　編集協力：東田勉〉14〜15ページより転載）

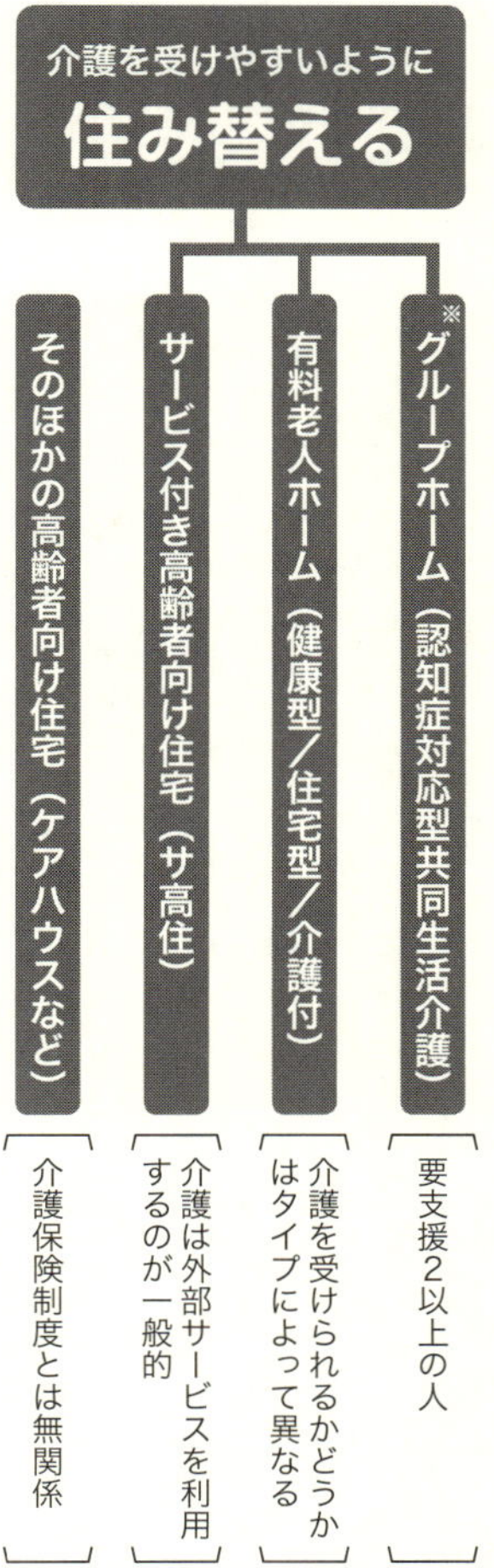

図4　高齢者の住まいの選択肢
※はその市区町村に住む人しか受けられない地域密着型サービス

それぞれの「施設」が抱える問題点

【特別養護老人ホーム（特養）】

別名（どちらかというと正式名称）は介護老人福祉施設。日常生活に常時介護が必要で、自宅で暮らすのが困難なお年寄りのお世話をする生活の場です。多くの特養では看取りまでしてくれるので、終《つい》の棲家《すみか》と言えます。看取らない特養は、終末期になると病院送りになるようです。原則として、入院が3ヵ月を超えると戻れません。

費用は第4章参照。他の居住系サービスと比べて割安感があるため入所希望者が多く、待機者が全国で約52万人いると報道されたことがあります（2014年3月時点）。2015

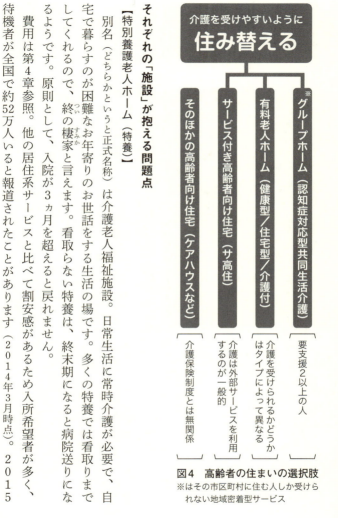

年4月から要介護3以上の人しか申し込めなくなったので、待機者は減りました。また、安倍政権が目指す「一億総活躍社会～介護離職ゼロ」の実現に向けて、2018年度からの3年間で新設の特養が増える見込みです。

入所は申し込み順ではなく、判定会議で必要性の高い人が優先されます。


【介護老人保健施設（老健）】


本来は、急性期病院を退院したお年寄りが、在宅復帰を目指してリハビリテーションを行うための施設です。しかし、医療系在宅サービスの不備や家族の介護力の低下によって、老健から在宅復帰できる人はそう多くありません（3割以下）。3ヵ月ごとに入所の要不要を見直しますが、「継続」が必要と判断されれば入所し続けられます。2010年における平均在所日数は約329日でした。

こうした実情から、老健は「特養の待機施設」と皮肉られていましたが、実際はここから特養へ行ける人は約1割と少ないため、老健自体が第二の特養と化しています。

老健の多くは医療法人が運営していますが、医療保険は使えず、介護保険でサービスを提供しなければならないため、積極的な医療は行ってくれません。許可をもらって他の病院を受診すると、窓口で支払った1～3割以外の7～9割は、老健へ請求が来るのです。

従って、医療費がかかる人は入所を断られることもあります。

入院が決まると、老健は即退所です。転倒して骨折したとき、入院になると判断した老健職員が、運ばれる救急車に入所者の荷物を全部押し込んだこともあるそうです。

費用は特養より高く、療養病床より安く設定されています。

【介護療養型医療施設（療養病床）】

おもに長期療養を必要とする患者のうち、要介護者のための療養病床です。療養病床には医療療養病床（約27万床）と介護療養病床（約6万床）があります。医療療養病床のうち看護師が少ない約8万床と介護療養病床の全て、併せて約14万床は２０１７年度末に廃止されることが決まっていますが、さらに2年以上の経過措置が認められました。

これらは２００６年度の医療制度改革で２０１１年度末には廃止される予定でしたが、受け皿となる老健への移行が進まないことなどから6年間延期されたものです。

２０１６年10月、厚生労働省は、廃止される予定だった14万床の療養病床を「医師常駐型（相部屋中心）」2種類と「居住スペース型（個室）」の計3種類に整理し直す案を打ち出しました。一気に廃止できないのは、継続的に医療行為が必要な患者は介護現場に送り込んでも重症化しやすく、病院と施設の間を彷徨《さまよ》うことになりかねないからです。

費用は、介護保険施設（特養、老健、療養病床）の中でいちばん高く設定されています。

以上が介護施設です。特養、老健、療養病床は、全国どこへでも申し込めます。しかし、待機者が少ないからといって極端な遠隔地への入所はお勧めできません。お年寄りは風土（気候、食べ物、方言など）が変わると、元気ではいられなくなるからです。

【グループホーム】

要支援2以上の認知症高齢者が、職員の援助を受けながら共同生活を送る場です。居室は原則として4畳半以上の個室で、夫婦用の相部屋を用意したものもあります。建物は大規模施設との併設型、民家を使った一戸建て、ビルやマンションのワンフロアなどとまちまちで、住んでいる市区町村のグループホームにしか入所できません。

入所者は9人以下を1ユニット（ユニット＝生活単位）とし（最大3ユニットまで併設可）、顔馴染みの職員と居間、ダイニングキッチン、水まわりなどの共有スペースで助け合いながら暮らします。少人数なので家庭的なケアが期待できる反面、悪くすると閉鎖的になりがちなのがグループホームの課題です。また、一般にグループホームは医療的ケアが弱いものです。受診のたびに家族が呼び出されないか、よく調べておきましょう。

退所条件は制度的に決められていないので、各グループホームの運営方針によって異なります。なかには認知症対応型と言いながら、認知症の症状が進むと退所させるグループホームもあるので、契約時に十分な条件の確認が必要です。

【有料老人ホーム】

以前、有料老人ホームは「常時10人以上の老人を入居させ、食事の提供や日常生活上必要な便宜を供与することを目的とする施設で福祉施設でないもの」と定義されていました。今ではすっかり定義が変わり、人数に関わらず高齢者を入居させて、①食事の提供、②食事、排泄、入浴の介助、③洗濯、掃除などの家事、④健康管理のどれかを提供すれば、すべて有料老人ホームになるのです。

これは、アパートなどの一室に複数のベッドを入れ、行き場のない高齢者を囲い込んで介護保険の利用を強要するビジネスが増えたことと無縁ではありません。有料老人ホームの定義を広げたのには、都道府県への届け出を義務化し、居室の広さやスプリンクラーの設置などの規制を守らせようという狙いがあります。有料老人ホームになると、定期的に行政が立ち入り検査を行うことができるのです。

有料老人ホームには、健康型（介護が必要になると退居するか、併設の介護付へ移る）、住宅型

（介護が必要になると、外部のサービスを利用する）、介護付（ホーム内で職員が介護サービスを行う）の３つの種類があります。

【サービス付き高齢者向け住宅（サ高住）】

昔からアパートやマンションでは、大家が高齢者だけの世帯と賃貸契約をしたがらないという問題がありました。そこで国土交通省と厚生労働省が共管し、建設補助金や税制の優遇を付ける代わりに、高齢者にやさしい賃貸住宅の条件を整えたのがサ高住です。

サ高住では、原則として大家から一方的な解約ができません。対象は60歳以上または要支援、要介護認定を受けている人とその家族です。この条件を満たせば、年をとっているからと入居を断られることも退居を迫られることもありません。

居室の面積は25㎡以上（台所などの広い共有スペースがあれば18㎡）と広く、バリアフリー構造です。ただし、広さについては自治体で独自の基準を設けている（狭くても可としているところもあります。日中は介護の専門家が常駐して、安否確認と生活相談サービスを提供します。また、夜間は緊急通報システムでオペレーターとつながります。

自宅からサ高住に移り住んでもらい、そこへ定期巡回・随時対応型訪問介護看護が頻回訪問を行うのが、国の描く地域包括ケアの絵姿です。しかし、その裏をかく悪質な業者がいます。

この章の後半では、高齢住宅の影の部分を見ていきます。

新設した特養に人がいない

2016年の春、同居する母親（87歳、要介護3）が入れる特養はないかとインターネットで調べていたAさん（60代主婦）は、住まいのある県（関東）のホームページに、特養の開所予定一覧が掲載されていることに気づきました。それによると、2016年4月までに県内に開所される予定の特養は11施設（1184床）、2017年4月までの開所予定は13施設（1354床）でした。

一覧には、施設名（仮称）や建設予定地のほかに、整備定員（特養で何床、ショートステイで何床つくられるのか）が書かれていました。

「こんなに新設の予定があるのなら、入れるかもしれない」

Aさんは以前、最寄りの特養に申し込もうとしたものの、待機者の数を聞いて諦めたことがあったのです。

4月が近づくと、Aさんは開所準備中の特養の一つに見学に出かけました。そこは、整備定員が100床とされている特養でした。運営方式はユニット型となっていたので、Aさんはユニット型のことを調べました。

ユニット型というのは、個室で暮らす10人ほどの入所者を1ユニット（生活単位）としてグループ化し、食堂、キッチン、浴室などを共有しながら、同じ介護チームでケアを行う方式です。顔ぶれが固定されるので家庭的な雰囲気が保てる反面、相性が合わない職員や利用者がいるとつらい側面もあります。

「100床だと10ユニットあるわけだから、相性が悪い人がいたら、ユニットを替えてもらえばいいか」

見学して気に入ればその場で入所申し込みをしようと考えていたAさんは、100床が同時にオープンするものだと思い込んでいたのです。

建物は3階建ての立派なもので、外構の多くと内装の一部を除いて、ほぼ完成していました。しかし、案内に出た職員は、申し訳なさそうにこう言ったのです。

「居室は1階20室、2階40室、3階40室ありますが、4月にオープンできるのは1階の20室だけなんです。職員が集まらないものですから、とりあえず2ユニットだけで始めて、その後態勢が整い次第順次上の階のユニットをオープンさせていきます。20床はもう入所者が決まっているので、とりあえず待機リストに入っていただけますでしょうか」

Aさんは、その後の説明を聞いてがっかりしました。20床が決まった後も待機者が100人近くいること。待機者の多くは要介護4以上であること。入所は申し込み順ではなく、要介護度をはじめ（重いほうが優先される）独居や老老介護など困窮の度合いを見ながら判定会議で決めること。要介護3で同居する家族介護者がいる自分の母親のようなケースは、後回しにされがちなこと……。

「何とか要介護4をとれないでしょうか。そうすれば、入所できる確率が高くなると思うのですが」

職員からそんなアドバイスを受けたAさんは、結局入所の申し込みをせずに帰りました。「皆さん、手当たり次第に併願をかけていらっしゃいますよ」とも言われましたが、「まだその時期じゃないんだ」と思うことにしたそうです。

それにしても待機者がいながら、新設の特養が職員不足で部分的にしかオープンできない事実をどう考えればいいのでしょうか。公益財団法人介護労働安定センターが2016年8月に発表した調査結果によると、全国の介護事業所の6割が人手不足と回答し、従業員が不足している理由（複数回答）では「採用が困難」が70・8％で最多、「採用が困難な理由」では「賃金が低い」が57・4％で最多でした。

激変し始めた特養の入所条件

２０１４年３月26日、新聞に「特養入居待ち52万人」という見出しが躍りました。厚生労働省が２０１３年度の調査結果として、全国に約８０００ヵ所あった特養の待機者数を発表したのです。これは申し込み者の総数から重複と無資格者を引いた数ですが、４年前の調査から約10万人増えていました。

特養の人気が高い理由は、社会福祉法人や地方公共団体が開設者なので公的性格が強いこと、年をとったり要介護度が高くなったりしても食事、排泄、入浴などを含む日常生活全般で手厚い世話を受けられるので暮らせなくなる心配がないこと（入院が３ヵ月に及ぶ場合は退所）、他の入所系サービスに比べて割安感があることなどです。

しかし、このニュースが出た時点ですでに、厚労省は「待機者減らし」に向けた手を打っていました。それまで要介護１～５だった申し込み資格を要介護３以上にする介護保険法改正案を、２０１４年の通常国会に提出してあったのです。

法案は通り、２０１５年４月から特養への入所は原則として要介護３以上になりました。既に入所している要介護１、２の人は住み続けられますし、要介護１、２であっても「やむを得ない事情」があれば入所が認められる場合もあるという条件つきです。

この改正は、その後確実な効果を現しました。14ヵ月後の2016年7月1日、今度は新聞に「特養待機者急減」という見出しが躍ったのです。毎日新聞の報道によると、埼玉県で4割、北九州市で3割、東京都で2割弱など、取材した10自治体ですべて特養の待機者が減っていました。

これを一概に「特養へ入所しやすくなった」と受け取ってはいけません。要介護度が重く生活に困窮している人を優先的に入所させる姿勢がより鮮明になったわけですが、要介護3〜5の人でも待機して順番が来るのを待たなければならないことに変わりはないのです。一方、要介護1、2の人には特養の門戸が閉ざされました。要介護度が低くても徘徊して世話が大変な認知症のお年寄りが特養へ入所できなくなったため、新たな「介護難民」の増加が心配です。

在宅介護ができない家庭は、特養に入れなければグループホームや有料老人ホームに入れるしかありません。こうした施設は特養に比べて自己負担額が大きくなるため、金銭的に余裕がないと無理です。そのため、介護を理由に家族が退職するケースが出てきます。

これに追い打ちをかけるように、介護保険改正で利用料の負担増が実施されました（一定以上の所得がある人は、1割負担が2割負担に）。また、施設サービス（特養、老健、介護療養病床）の一部利用料が上がりました。これらの施設を利用するときの居住費（ショートステイの場合は滞在費）と食費は自己負担ですが、所得が低い利用者には軽減措置があったのです。それが、2015年8月からハードルを引き上げられたため、該当する人の利用料が月数万円跳ね上がりました。

待機者リストに入って1年以上入所を待った特養から「判定会議を通りました」と連絡が来ても、「申し込んだときと利用料がまるで違う」と驚く人が続出しているのです。「この金額じゃ入れません」と入所を辞退する人や、入所していても利用料が上がって年金でまかないきれない人が出ていることは、この先大きな問題となることでしょう（特養に入所するとかかる費用は第4章で詳述します）。

特養の待機者は「減った」のではありません。力ずくで「減らされた」のです。行き場を失った人が無届け施設へ流れるような事態だけは、なんとか避けなければなりません。

一部で崩壊しつつある介護施設

ところで皆さんは、介護保険業界には不正が多いという事実をご存じでしょうか。介護保険事業者が不正を行った場合、都道府県知事が指定（介護保険事業者としての資格を与えること）の取り消しや停止（一定期間の資格剝奪《はくだつ》）を行います。指定がないと介護保険事業はできないため、報酬の8〜9割を介護保険財政から支払ってもらっていた施設や事業所は、急に自主事業に切り替えられるはずもなく、廃業するしかなくなるのです。

介護保険の始まった2000年度から2014年度までの15年間で、1225の施設や事業所が指定の取り消しを受けました。違反の内容が架空請求や時間・回数の水増しなどの不正請求であった場合は、不当に得た報酬を返還しなければなりません。2014年度までの15年間で通算181億3900万円の返還請求が行われましたが、実際に返還されたのは82億8400万円と半分以下でした。

指定取り消しに至った違反内容を見ると、いちばん多い理由は不正請求です。不正請求には確信犯的なものと、深刻な人手不足（採用困難および離職者の多さ）の余波を受けたものがあります。後者の流れを見てみましょう。

「規定の人員配置でサービスを開始」→「急な離職者が出て配置基準を守れなくなる」→「少ない人員でサービスを実施」→「人員を満たしたことにして報酬を請求」→「発覚して不正請求と認定される」

このように人手不足のまま営業すると、不正請求と断罪されます。急な離職者が出た場合、通所《つうしょ》事業所であればサービス時間を短縮したり、入所事業所であればユニットを閉鎖したりしなければなりません。利用者が、介護サービスの利用を断られるケースも出てくるのです。

2006年12月27日、「組織的に介護報酬を過大請求」と読売新聞にスクープされて退場（業務停止後他企業へ売却）させられたコムスンのような企業もあります。以後の報道によると、「勤務予定のない者を管理者にして事業所の指定申請を行っていた」「ケアマネジャーが机の引き出しに利用者の姓と同じハンコを大量に隠し持ち、訪問せずにケアプランを作成していた」というのですから、これが事実だとすると悪質です。

私には、多くの事業所はコムスンと違い、「人手不足が埋められず、かといって利用者を放置することもできずに、正しくない介護報酬請求を行ってしまった」と思いたい気持ちがあります。介護人材の不足が、回り回って行き場のない要介護老人をつくっていると思えるのです（それにしても業界内のメールマガジンを見ていると、指定取り消しのニュースが多すぎます）。

2015年7月には、笑えない「事件」がありました。ある出版社が出している中学校公民の教科書に「介護の仕事は重労働で低賃金」という記載があり、介護関係団体が出版社に対して記述の是正を求める要望を行ったというのです。

こうした介護業界の行き詰りを象徴するかのように、東京商工リサーチは2016年1月、前年の老人福祉事業者の倒産件数は、介護保険の始まった2000年以降最多の76件になったと発表しました。介護保険が始まった2000年から2006年までは一ケタの倒産数だったのですから、「介護は必ず儲かるビジネス」という神話は吹き飛んだと考えるべきでしょう。

倒産した多くは小規模事業者でしたが、それには2015年4月から小規模デイサービスなどの介護報酬が大きく引き下げられたことが影響しています。倒産件数としては少ないと思われるかもしれませんが、4月からの報酬減額を知って、2015年1月〜3月には小規模事業者の撤退、廃業が相次いでいたことを考えると事態は深刻です。事業所を閉鎖すると聞いて、困惑した利用者は少なくありませんでした。

異業種参入組は救いの神なのか

小規模事業者を中心に撤退や廃業が進む介護業界ですが、意欲的に参入してくる企業も後を絶ちません。名前を聞けば誰もが知っている大企業が、続々と介護事業を始めています。新たにデイサービス、グループホーム、サ高住などを立ち上げる企業もありますが、有料老人ホームを展開している企業を会社ごと買い占めるケースも多いようです。

皆さんは、現在介護業界の最大手はどの企業であるかご存じでしょうか。2016年8月現在、損害保険大手のSOMPOホールディングス（旧：損保ジャパン日本興亜ホールディングス）です。旧社名がM&A（企業の合併、買収）を繰り返してきたことをよく示しているように、この企業の動きを見ると、介護も銀行、証券、製薬などのように、大手同士が統廃合を繰り返す業界になったのかと思えてきます。

ＳＯＭＰＯホールディングスは、２０１５年12月に売上高で業界第7位だったワタミの介護事業を買い取り、続けて業界第3位だったメッセージ（どちらも主力業務形態は有料老人ホーム）を買い取った急成長株です。その結果、運営居室数で第1位、売上高で第3位に躍り出ました。

介護業界には損保会社のほかに、生命保険会社も多数参入しています。これは、現金ではなくサービスで支払う保険商品が認められたことから、保険金の代わりに介護サービスを受けられる「現物給付型保険」の販路拡大を視野に入れているためと言われています。

そのほか介護に参入してきたおもな異業種には、運輸（東急電鉄、小田急電鉄、京阪電気鉄道などの私鉄各社やＪＲ九州など）、エネルギー（東京電力、関西電力などの電力各社や大阪ガス、西部ガスなどのガス会社）があります。これらは、本業であるデベロッパー（沿線開発）やインフラ（基盤）整備と老人介護との間に、何らかの接点を見出しているのでしょう。

また、建設や不動産会社（大和ハウス工業、積水ハウス、住友林業、ミサワホーム、木下工務店、大東建託、長谷工グループなど）も積極的に参入しています。これは介護というより高齢者住宅市場に魅力を感じているのかもしれません。

こうした異業種参入組でもひときわ目を引くのが、綜合警備保障（ALSOK）やセコムといった警備会社です。当初高齢者の見守りサービスや緊急時駆けつけサービスに力を入れていたALSOKは、2016年5月にウイズネット（埼玉県を中心に約80ヵ所のグループホームと約40ヵ所の有料老人ホームを運営）を買収して、売上高で介護業界の10位前後につけました。セコムに至っては、売上高第5位前後（介護事業が医療部門で決算されているため見えにくいのですが、介護業界で位置づけると）の大手です。

こうした異業種からの参入は、利用者にとってメリットとなるのでしょうか。参入によって受け皿が増えたのは有料老人ホーム、グループホーム、サービス付き高齢者向け住宅などですから、お金のある人は選択肢が増えたことを喜べます。母体が大手企業の場合、「○○グループ」という知名度が、新卒を中心とした人材確保に役立つメリットもあるでしょう。

ただし、ケアの中身となるとわかりません。「いい介護を行う」ことと、「利益を最大化する」という営利企業の基本原則は、本質的に相反するものです。「介護で儲けよう」と考える経営者が何を始めるか、具体的なケースを見てみましょう。

囲い込みとは何か

2015年5月4日の読売新聞朝刊に「高齢住宅で過剰介護横行」という記事が出まし

た。ここでいう高齢住宅とは、住宅型有料老人ホームとサービス付き高齢者向け住宅のことです。

記事によると、高齢住宅は「住まい」と見守りなどを提供するだけで、介護は入居者本人が外部のサービス事業者に頼むのが一般的です。しかし、高齢住宅の運営主体（営利企業や医療法人）が居宅介護支援事業所を持ち、入居の条件が「自社のケアマネジャーと契約すること」だと、入居者はサービスを選ぶことができなくなります。当然この運営主体は同一グループのサービス事業所（訪問介護、訪問看護、デイサービス、デイケアなど）を併設し、自社のサービスをケアプランに組み込むだろうからです。

記事には、入居者の支給限度額いっぱいにケアプランを組むよう命令されたケアマネジャーの証言が掲載されていました。ここでは「取れるものは取らないと」が決まり文句だったそうです。オムツをすると介護費が取れるため、トイレに行ける入居者にもオムツを強制していたといいます。

サービス付き高齢者向け住宅（サ高住）の場合、高齢者向けに建てられた集合賃貸住宅ですから、外出は自由でなければなりません。ところが悪質なサ高住では、建物の1階につくったデイサービスに全入居者を集めるケアプランを組み、その間2階や3階の居室には鍵をかけてしまいます。外出は家族の付き添いがなければ禁止、自由に動き回れないように入居者の金銭も強制的に預かるといいますから、まるで刑務所のようです。

国土交通省の２０１４年11月の調査では、サービスを利用していた入居者の全員が、併設の介護事業所の訪問介護を使っていたサ高住が全体の36％もありました。つまり、３分の１で囲い込みまがいのことが行われていたのです。

どうしてこんなことになるのでしょうか。「介護は儲かる」と異業種から参入してくる営利企業が、事態をどんどん悪化させています。住宅メーカーが遊休農地を探し、「建設に補助金が出て相続税対策にもなる」と地主を焚きつけて上物を建てさせ、サ高住で儲けたい参入企業に「一棟貸し」します。国から1戸当たり最大１００万円（20戸のアパートで２０００万円）の補助金が出る上、税制の優遇が受けられるのですからたまりません。参入企業には介護保険制度に詳しいコンサルタントが付き、入居者の要介護度が高い方が儲かること、支給限度額いっぱいにケアプランを組むのは当然であること、入居者が生活保護受給者であれば１００％取りっぱぐれがないことなどを指南します。

こうして雨後の竹の子のごとく広まったサービス付き高齢者向け住宅（２０１６年7月時点で20万戸）ですが、「介護サービスが手厚い施設ではない」「ただのマンションやアパートにすぎない」ことが知られてきて、がら空きのところも少なくありません。つまり、囲い込んで過剰介護を押しつけるサ高住と、安否確認や生活相談サービスなど法律で定められたことしか行わないサ高住に二極分化しているのです。

国交省は、かつて高齢者円滑入居賃貸住宅（高円賃）、高齢者専用賃貸住宅（高専賃）、高齢者向け優良賃貸住宅（高優賃）とつくった高齢者住宅の普及がはかばかしくなかったので、これらを統合してサービス付き高齢者向け住宅（サ高住）に一本化しました。ソフト面（在宅医療、在宅介護）の付加価値を求めて、厚労省との連携に活路を見出したのです。厚労省にも、施設整備の遅れを国交省の補助金で埋められるというメリットがありました。

しかしながらサ高住ブームは、あくまでも建設側の都合にすぎません。国交省が失敗し続けてきた住宅政策を何とか挽回しようとあがいても、7軒に1軒が空き家という時代に新しいハコモノ行政を始めたのです。新手の貧困ビジネスの温床とならないよう、祈るほかはありません。

有料老人ホームにおける囲い込み

サービス付き高齢者向け住宅（サ高住）では、3分の1で囲い込みに近いことが行われていました。この囲い込みが、有料老人ホームでも行われていることを告発した漫画があります。『ヘルプマン！』（くさか里樹《りき》）というタイトルでコミック誌「イブニング」（講談社）に連載され、単行本も講談社から出ていた漫画ですが、2015年1月から「週刊朝日」に連載が移り、タイトルも『ヘルプマン!!』とびっくりマークが増えて、単行本も朝日新聞出版から出るようになりました。

この漫画は介護業界の光と影（いい介護と悪い介護の違い）をリアルに描いているので、私は「これから介護のことを勉強したい」という人から参考文献を尋ねられるたびに推薦しているほどです。その『ヘルプマン！』の第26巻「監査編」（講談社刊）では、住宅型有料老人ホームが囲い込みの舞台となっていることが克明に描かれています。

有料老人ホームには元気なうちから誰でも入れますが、大雑把に言うと介護が不必要な人しかいないのが健康型有料老人ホーム、介護が必要な人しかいないのが介護付有料老人ホームで、住宅型はその中間です。介護が必要になれば外部サービスを利用しますが、多くの住宅型有料老人ホームでは、事務所の一角に居宅介護支援事業所と訪問介護事業所を併設しています。そして、日頃は見守りなどをしているホームの職員（ヘルパーの資格を持っている）が、時間になるとヘルパーとして入居者の居室に出向き、訪問介護を行うのです。数十人の入居者がいたとしても、ホーム内にケアマネがいるのですから、時間をずらしたケアプランを組むことなど造作もなく、ごく少人数のヘルパーで効率よく居室を回ることができます。

同じ人間を二重に使って人件費を浮かし、月々の入居管理費と介護保険の給付金が得られるのですからおいしい話です。こうした囲い込みの典型的なパターンが合法だとすると（合法です）制度がおかしいことになりますが、問題はそれだけではありません。囲い込みを行うことによって「ちゃんと介護をしているかどうか外から見えない」「利用者に事業者を選ぶ権利がない」「外出の機会が奪われる」「虐待が行われても気づかれにくい」といった問題が起こります。

高齢者マンションでの身体拘束

２０１４年11月９日、朝日新聞が朝刊の１面トップで〈制度外ホームで「拘束介護」〉「約１３０人　体固定や施錠」とスクープしました。東京都北区に家賃、食費、介護費、医療費を含めて、生活保護費程度で暮らせる「シニアマンション」３棟があり、そこで日常的に身体拘束が行われていたのです。

身体拘束とは、自分では開けられない部屋に隔離する、ベッドに体幹や手足を縛りつける、ベッドから出られないように四方を柵で囲む、手指の動きを制限するミトン型の手袋をつける、脱衣やオムツ外しを制限するためにつなぎ服を着せる、行動しないように向精神薬を過剰に服用させるなどの行為で、これらは高齢者虐待防止法に抵触します。

問題のマンション３棟（合計１４７室）は、不動産会社の所有物でした。入居していたのは北区の生活保護受給者に限られ、ほとんどが要介護4か5で意思疎通できないほど認知症が進んだお年寄りたち。そこへ提携する医療法人のIクリニックが居宅介護支援事業所と訪問介護事業所を併設してヘルパー派遣を行っていました。入居者への介護は最大でも1回30分または1時間で、1日3〜4回。これで介護保険の支給限度額いっぱいになるのです。その他の時間はベッドに縛られ、居室のドアは廊下側から鍵をかけられていました。

記事によると、朝の30分の訪問介護は特に慌ただしかったそうです。オムツ交換、食事、歯みがきなどを一気にこなし、直後に次の部屋へ移動しなければならないために25分で切り上げていました。

このマンションは、有料老人ホームの届け出をしていませんでした。有料老人ホームとして自治体に届け出ると、居室の広さや職員の配置などに基準があり、細かなところまで行政の指導を受けなければなりません。そのため、賃貸契約の事業者と介護サービスの事業者が異なることを理由に「有料老人ホームには該当しない」と強弁していました。半年から1年に1回ある要介護度の認定調査は、マニュアルに従って一時的に身体拘束を解除することで逃れていたそうです。

つまり自宅で訪問介護を受けていることにしていたわけですが、こうした高齢者マンションや胃瘻《いろう》アパートは、東京や大阪といった都市部に少なくないといいます。事業者が受け取る介護報酬は、訪問介護のほうが有料老人ホームより高いのです（訪問介護の利用者が一ヵ所に集められているという想定はなく、訪問介護は移動に手間取るから単価が高い）。要介護5の場合、満額使った場合の介護保険利用料が月に36万円と有料老人ホームより約10万円高いため、その分居住費や食費が有料老人ホームより低く設定されていました。

一方入居者の家族は、都内のサービス付き高齢者向け住宅（サ高住）やグループホームよりもはるかに安いこうした物件をなかなか探せるものではありません。そのため3棟はほぼ満室で、新聞やテレビが虐待を報道したあとも、入居者の中ですぐに退居を申し出た人はいませんでした。

その後、問題のIクリニックは都と北区から改善指導されましたが、提出された改善計画書は〝逆ギレ〟だと話題になりました。「ここで行う身体拘束は、医療行為だから批判される筋合いはない。これからはヘルパーでなく医者から指示を受けた看護師が行う」とした上で、「今後一切、北区の指導には協力しない」と書いてきたのです。

高齢者虐待防止法には、通報者情報の守秘義務違反を犯した者と立ち入り調査を拒んだ者への罰則はありますが、虐待自体には罰則がありません。私たちは、介護事業者の質を見抜く目を持つ必要があります。

第３章

難しすぎてわからない！

介護保険を使いこなすコツ

「これを使いこなせないと介護はできない」というのに、どんどん複雑化する介護保険制度。しかも、財政難のあおりを受けて、介護保険サービスは給付制限の一途をたどっています。とにかく使いづらい介護保険制度ですが、どうしたら上手に使いこなすことができるかを解説します。

都内に住むBさん（75歳女性）は、アルツハイマー型認知症と診断され、介護保険を申請して要介護2の認定を受けました。Bさんは数年前から家事や更衣ができなくなり、中途同居を始めた娘の世話になっている状態です。娘夫婦は共稼ぎなので、日中独居となります。介護保険サービスを使って、昼食の調理、洗濯、掃除、薬の受け取りや買い物を頼みたいというのがBさん一家の希望でした。

ところが、担当が決まったケアマネジャーは「同居家族がいると、ヘルパーを派遣しても生活援助は受けられません。受けられるのは身体介護だけです」と言います。Bさんの娘は、田舎に嫁いだ実妹が同じようなケースで舅《しゅうと》の生活援助を受けていることを知っていたので、できるはずだと迫ったのですが「うちの区ではダメです」の一点張りでした。認められるのは、同居家族がいても病気や障害で家事ができない場合に限られるのだと言います。実妹は病人でも障害者でもないので、どうやら自治体によって介護保険サービスの解釈に違いがあるらしいのです。

そこで、どうすればBさんに昼食を提供できるかという相談に絞りました。ケアマネジャーは、娘が調理しておいてくれれば、ヘルパーは食事介助をしてあげられると言います。しかし、Bさんは自分で食べられるのです。

「食事介助は必要ありませんから、ヘルパーさんは私が冷蔵庫に入れておく昼食を出して、電子レンジで温めてもらえますか？」

と尋ねると、驚くべき言葉が返ってきました。

「身体介護でできるのは用意された食事を食べさせることであって、食事を用意するのは生活援助です。食事は、そのままで食べられる状態にしておいてください」

それでは、これまでの日中独居と変わりません。認知症のBさんは、見えるところに置かないと忘れるので、冷蔵庫が使えず困っていたのです。娘が「これはお昼になったら食べてね」と言い残して出勤したあと、朝食を食べたばかりだというのに昼食を食べてしまっていました。ヘルパーが冷蔵庫から出してレンジで温めてくれれば、あとは自分で食べられるのですから、必要なのは生活援助なのです。

「身体介護で来てもらったとしても、それくらいはしてくれたっていいじゃないですか」

Bさんの娘が食い下がったので、ケアマネジャーはしぶしぶ区役所の介護保険課に電話をかけて算定できるかどうかを問合せました。そしてこう答えたのです。

「食の確保に関することなので、考慮します。サービス担当者会議で決定されたら、食事介助の一環として行うことになるでしょう」

その日、ケアマネジャーは「訪問介護で〈できる〉ことと〈できない〉こと」と書かれたパンフレットを置いて帰っていきました。そこに書いてあったことは、初めて利用するBさんの娘を驚かすのに十分でした。

たとえば生活援助の「掃除」の項目を見ると、「利用者の居室は掃除できるが、廊下、トイレ、浴室は（別の家族が使うこともあるので）できない。窓ガラスの内側をふくことはできるが、外側をふくことは（日常的な掃除の範囲を超えるので）できない」と書いてありました。

「こんなに細かな規則で縛られた介護保険サービスを、使いこなすことができるだろうか」と、Bさんの娘は不安に駆られたそうです。

難しすぎる介護保険制度

介護保険は、２０００年4月から施行されました。40歳以上の国民が保険料を払い、それと同額の公費を使って財源とします。

65歳になると全員に介護保険証が送られてきますが、これはそのままでは使えません。

医療保険の保険証は、手にしたらすぐ使えますが、要介護認定を受けて要支援1、2、要介護1～5と認定され、ケアプラン（介護サービス計画）を組んで介護サービス事業者と契約しなければ使えないのが介護保険の保険証です。

介護保険は、現物で支給されます。つまり現金やチケットではなく、サービスで提供される制度です。受けられるサービスと料金は、要介護度別に細かく決められています。しかも、この法律は数年ごとに改正されるのです。

私は介護雑誌の編集者時代、2006年に行われた介護保険の改正内容を特集記事に組んだことがありますが、責任ある立場を逃げ出したくなるくらい難しかったのをよく覚えています。前提となる2000年度からの介護保険制度の知識が不足していたために、どこがどう変わるのかさっぱりわからなかったのです。当然、2006年改正について詳述した資料は入手しましたが、どれも介護職向けで、これまでの制度がわかっている人のために書かれていました。

その介護雑誌で、私は介護保険制度の成立に尽力された樋口恵子さん（評論家、東京家政大学名誉教授、NPO法人「高齢社会をよくする女性の会」理事長）にインタビューしたことがあります（2005年11月）。そのとき2006年改正についての感想を伺ったところ、「確かにこれまでの制度にも難解さはありました。しかし〝お年寄りがかろうじてわかり、現場の専門家はすべてわかる〟程度の難しさでした。新しい制度は〝お年寄りばかりか現場もわからず、霞が関だけがわかっている〟制度になってしまったと思います」とおっしゃった言葉が忘れられません。

その後介護保険制度は、２００９年、２０１２年、２０１５年に改正されました。これからも、３年間隔で４月１日から改正介護保険が施行されることになります（国会で法案が成立するのは前年の６月頃、新しい利用料金が決まるのは施行の直前）。

これでは、制度の変化についていくのが大変です。現場で働いている人には情報が流れてきますが、利用者は変わってしまってからでないと教えてもらえません。そのため、今では介護従事者と利用者の間に大きな知識格差が生まれています。「高齢者の制度はシンプル・イズ・ベストなので、複雑にしてはいけません」とインタビューで語っていた樋口さんの心配をよそに、介護保険制度はどんどん複雑化しているのです。

もうひとつ、見逃せない大きな問題があります。複雑化と歩調を合わせるように、財源難を理由としたサービスの削減と負担増が進行しているのです。

２０１５年４月から２０１７年３月まで２年間をかけて、要支援１、２の人が受けられる介護予防サービスの中からホームヘルプ（訪問介護）とデイサービス（通所介護）が介護保険事業（予防給付）から外され、市区町村が行う地域支援事業へ移行しています。移行が完了すると自治体ごとのバラつきが出て、要支援1、2のメリットは形骸化することでしょう。

さらに政府は要介護1、2を「軽度者」と呼び（2016年6月2日閣議決定した「骨太方針2016」にて）、軽度者にはホームヘルプの生活援助、デイサービスの利用、福祉用具レンタルを行わないプランを提示しました。これが2018年4月からの介護保険改正で実現すると、ちょっとしたパニックが起こるでしょう。お年寄りが独居を維持できるのは要介護1までと言われているので、生活が成り立たなくなるお年寄りがたくさん出てくることになります。

この案（要介護1、2のホームヘルプの生活援助を介護保険から外し地域支援事業に移行する案など）は、2018年4月からの介護保険改正では、おそらく見送られることになるでしょう。しかし、いずれ強行してくることは想像に難くありません。

負担増は、第2章の「激変し始めた特養の入所条件」のところで述べたように、一定以上の所得がある人は利用者負担が2倍になり、施設サービスの居住費・食費の負担軽減策は、世帯分離した配偶者の所得や本人の預貯金がチェックされ、適用範囲が狭められています。さらにケアプランの作成にも1割負担の導入が検討されているのです。

介護保険は、今後サービスが削減されたり負担が増えたりすることはあっても、その逆は起こらないものと思われます。

どこへ申請すればいいのか

介護保険サービスを使えるのは、次の条件に当てはまる人です。

①65歳以上で、要介護1～5または要支援1、2と認定された人。

②40～64歳の医療保険加入者で、特定疾病（末期がん、関節リウマチ、初老期における認知症、パーキンソン病関連疾患など）によって介護が必要な状態と認められ、要介護1～5または要支援1、2と認定された人。

では、要介護認定を受けるにはどうしたらいいのでしょうか。

市区町村の介護保険課の窓口に行くと申請用紙があるので、必要事項を記入して申し込みます。介護保険証は必ず持って行くこと。本人や家族が行けないときは、ケアマネジャーや地域包括支援センターに申請を代行してもらうこともできます。

このとき、役所の窓口に介護保険のパンフレットがあるので、必ずもらって帰りましょう。制度の概要がつかめるうえ、自分が住む地域にどんな介護サービス事業所があり、介護保険を使ってどんなサービスを受けられるかが書いてあります。

医療保険は全国どこの医療機関でも使えますが、介護保険は地域性が大きく作用する保険です。一般向けの介護入門書に「このサービスがいい」と書いてあっても、近くにそのサービスを行っている事業所がなければ使えません。しかも介護保険は、改正されるたびにその市区町村に住む人しか受けられない「地域密着型サービス」が増えている（従来のサービスがどんどん地域密着型へ移行している）のです。

申請を受理してもらったら、認定調査員を自宅（入院中であれば病院）へ迎え、全国一律の質問項目に沿って聞き取り調査を受けます。事前に電話で訪問日の打診があるので、主たる介護者が立ち会える日時にしてもらうことが大切です。

要介護認定を受ける過程で、質問項目以外に認定結果を左右するものが2つあります。それは「主治医意見書」と、認定調査員が書く「特記事項」です。

申請書の主治医欄に名前を書いた医師には、市区町村から意見書を書くように依頼が行きます。これが主治医意見書です。通常はかかりつけ医、入院中であれば担当の医師になりますが、自治体の介護保険担当課から主治医に依頼が行く前に家族からよくお願いしておきましょう。主治医に介護の必要性を理解してもらえないと、妥当な要介護度は出ないものです。

認定調査員は形式通りの質問をして帰っていきますが、質問項目だけでは見えてこない介護の必要性は、特記事項に書いてもらいましょう。お年寄りは客人の前では気丈に振る舞いがちですし、家族も本人の前で日頃の不始末を告げるわけにはいきません。昼間はなくても夜になると起こる問題、季節の変化で起こる問題、救急車や警察を呼んだことなどはメモにして渡すといいでしょう。特記事項に書いてもらえる可能性があります。

要介護度を決める物差しは、介護にかかる手間（時間）と認知症の有無です。主治医や認定調査員に伝えるときは、この2つを重点的に説明しましょう。悩み事相談ではないので、心情的なつらさを訴えてもいい結果にはなりません。

認定結果が郵送されてくるのは、申請から30日目くらいです。それまで待てない場合、介護保険は前倒しして使えます。ただし、予想していた要介護度が認定されないと自費負担が発生するので、気をつけなければなりません。

認定結果に納得できなければ、異議申し立てを行うこともできます。まずは市区町村の介護保険課へ不服があることを告げて再認定を要請し、応じてもらえなければ都道府県が設置している介護保険審査会へ不服申し立てを行うのが一般的です。介護保険審査会への申し立ては、通知が届いた翌日から60日以内に行わなければなりません。

世界中が驚いた「自立支援」

介護保険が始まる前、日本が措置制度だった時代に世界一の高齢者福祉を実現していたのは北欧の先進国、スウェーデンやデンマークなどでした。消費税は25％くらい、所得税やその他の税金も相当高く、かなりの税負担がありますが、その対価として教育、医療、介護は無料で受けられます。従事する職員のレベルは高く、政府がこういう方針でいくと決めたら、国内の隅々にまで周知徹底されます。

北欧の先進諸国が高福祉国家になれたのは（誤解を恐れずに言うと）、社会主義のようなしくみを取り入れたからです。つまり、教育や医療や介護は、おおむね公務員によって提供される公的サービスです。そのため、モラルハザード（倫理の欠如）が起こりにくく、全体のレベルを差がなく引き上げていくことができます。

このような均一なサービスを、株式会社の参入などで実現したのが日本の介護保険制度です。ゴールドプラン（高齢者保健福祉推進十か年戦略）などを経て10年がかりで実現した介護保険制度によって、日本の介護は表面的には北欧の介護先進国に追いつきました。

日本の介護保険は、介護の必要性を「要介護度」で測り、ケアプランの目標を「自立支援」に統一するという、2つの驚くべき標準化を成し遂げた制度です。お年寄りを自己決定のできる主体と見なし、全てのお年寄りに「自立した生活を目指してもらう」という社会的合意が形成されたことになります。

さて、要介護認定が届いたら、お年寄りはどのように区分されるのでしょうか。

	支給限度額	提供サービス	レンタルの制限
	50,030単位 1割の場合の自己負担額 ＝5,003～5,703円	介護予防 サービス	介護用ベッド、車イスなどに福祉用具レンタルの制限がある
	104,730単位 1割の場合の自己負担額 ＝10,473～11,898円		
	166,920単位 1割の場合の自己負担額 ＝16,692～19,028円	介護 サービス	
	196,160単位 1割の場合の自己負担額 ＝19,616～22,362円		原則として福祉用具レンタルの制限はない。自動排泄処理装置のみ、要介護4か5で排便と移乗が全介助の人しかレンタルできない
	269,310単位 1割の場合の自己負担額 ＝26,931～33,413円		
	308,060単位 1割の場合の自己負担額 ＝30,806～35,118円		
	360,650単位 1割の場合の自己負担額 ＝36,065～41,114円		

図5　要介護度の区分と居宅サービスの支給限度額（1ヵ月あたり）

介護保険のサービス料は種類ごとに単位で決められ、要介護度別に設定された1ヵ月の支給限度額も単位で表記されます。これ以内であれば1割（1人暮らしで年収280万円以上、2人以上世帯で年収346万円以上なら2割）の自己負担でサービスを受けられるのです。オーバーした分は10割負担となります。自己負担額に幅があるのは、事業所の所在地によって1単位10～11.40円の違いがあるからです。

区分	状態	
要支援1	日常生活の能力は基本的にあるが、入浴などに一部介助が必要	
要支援2	立ち上がりや歩行が不安定。排泄、入浴などで一部介助が必要であるが、「適切なサービス利用により、明らかな改善が可能である」	
要介護1	立ち上がりや歩行が不安定。排泄、入浴などで一部介助が必要。または認知症の兆候が見られる	
要介護2	起き上がりが自力では困難。排泄、入浴などで一部介助または全介助が必要。または認知症がある	
要介護3	起き上がり、寝返りが自力ではできない。排泄、入浴、衣服の着脱などで全介助が必要。または重い認知症がある	
要介護4	排泄、入浴、衣服の着脱など多くの行為で全面的な介助が必要。または重い認知症がある	
要介護5	生活全般について全面的な介助がなければ日常生活を送ることができない。または極めて重い認知症がある	

認定調査を受けると、いちばん軽い要支援1からいちばん重い要介護5まで、7段階の要介護度に区分されます（図5参照）。要支援1より軽ければ、非該当です。

非該当になったら、介護保険サービスは受けられません。ただし、保険者（市区町村）は今後要支援、要介護状態となる恐れのある高齢者を探しているので、地域支援事業や介護予防教室に誘われることがあります。

要支援になった人が受けることができるのが、介護予防サービス（要介護状態にならないためのメニュー）です。地域包括支援センターのケアマネジャーなどが中心となって介護予防ケアプランを作成し、介護予防サービス事業者と契約します。介護予防給付の開始後は、一定期間ごとに効果を再評価して次のケアプランに生かします。

要介護になった人が受けることができるのが、介護サービスです。居宅介護支援事業所のケアマネジャーと一緒にケアプランを作成し、介護サービス事業者と契約します。自宅でサービスを受ける場合は、在宅三本柱と呼ばれるホームヘルプ（訪問介護）、デイサービス（通所介護）、ショートステイ（短期入所生活介護）を組み合わせてケアプランを組むのが一般的です。

また、段差解消や手すり設置などの住宅改修、介護ベッドや車イスなどの貸与を受ける福祉用具レンタルも、在宅介護初期から導入するのが一般的です。

こうして在宅介護が始まるわけですが、心身の状況に見合った要介護度が出ないと必要なサービスが受けられません。要介護認定にまつわる理不尽な話は多く、要介護者の運命が大きく変わった事例さえあります。

要介護認定で要介護者の運命が変わる

要介護認定で理不尽な目に遭った人をもっとも多く出したのは、２００６年４月の介護保険改正でしょう。それまでの要支援は要支援１になり、要介護１の人は要支援２と要介護１に分けられました。その結果、要介護１の約４割が要支援２に移されたのです。

当時69歳のＣさん（男性）は、田舎で一人暮らしをしていました。２年前に階段から落ちて右足を骨折したＣさんは、足の痛みと腫れがなかなか引きませんでした。入院中に介護保険の申請を行って要介護１になり、退院と同時に介護用ベッドのレンタルを受けて、なんとか一人暮らしをしていました。布団の上げ下ろしができなくなったので、ベッドは生活の必需品でした。

ところが、２００６年８月に受けた要介護認定で要支援２になり、ベッドをレンタルできなくなりました。ケアマネジャーにベッドがないと生活できないと訴えると、「中古品なら安いから買うといい」という答えです。役所の窓口に訴えると「あなただけじゃありません。要支援1、2、要介護1の人はみんな福祉用具のレンタルが大幅に制限されています」と、慰めともつかないことを言われました。

2006年に行われた福祉用具の「貸しはがし」は、介護用ベッドや車イスなどの利用を打ち切られた人が数十万人にのぼる大がかりなものでした。症状は変わらないのに要介護1から要支援2に認定が変わり、これまで借りていた福祉用具を引き上げられたお年寄りの心に大きな傷を残したと思われます。

Cさんは、中古のベッドを買うのはイヤでした。慣れたものがいいので、これまで借りていたベッドを買い取ることにしました。37万円もするベッドだったので（介護保険のレンタル品は、価格設定が業者まかせになっているためか定価がとても高い）、これまでに払ったレンタル料を引いて19万円で買い取ったそうです。

十分な介護保険サービスを受けたいと思っている人にとって、要介護認定で希望する要介護度が出ないことは大きな問題となります。それは、要介護度に応じて上がる1ヵ月の支給限度額にメリットを感じる人が多いからです。支給限度額を超えた利用料は全額自己負担となるのですから、予想外に低い認定結果が出ると安心して介護できないと思う家族介護者が多いのは当然かもしれません。

認定調査を左右するのは、先に書いた「主治医意見書」と、認定調査員の「特記事項」

です。訪問調査自体（調査員からの質問項目）を知りたい人は、インターネットのキーワード検索で調べることができます。

福祉用具レンタルに関しては、質問項目の「寝返り」か「起き上がり」の項目のどちらかに「できない」とチェックが入らないと、一律に利用品目が制限されがちです。一部介助が必要な場合でも「できない」に該当しますから、「本人一人でできなければ、できないと答えていいのですね」と確かめた上で、慎重に答えてください。

介護保険制度の不思議なところ

世界の注目を集めた日本の介護保険制度ですが、利用してみるといろいろとおかしなところが見えてきます。最大の問題は、市場原理を導入しているにもかかわらず、いっこうに介護サービスの質が向上しないことです。介護保険制度を設計した厚生労働省は、市場原理を導入することで質の高い介護を国民に提供できるようになったと自画自賛していますが、利用者の満足度は決して高いものではありません。

冷静に考えれば、介護サービスの質が上がらないのは当然のことかもしれません。多くの介護事業を実施しているのは営利目的の民間企業なので、利益を最大化しようとするのはある意味必然的な流れです。介護サービス事業者は、利用者から1～2割、国保連（国民健康保険団体連合会）を通して保険者である市区町村から8〜9割の介護報酬を受け取っています。介護報酬は定額であるため、事業者が利益を増やそうと思ったら、手っ取り早く確実なのはサービスを提供するためにかかる費用を切り詰めることです。その結果、介護従事者に支払われる人件費や福利厚生費、各種サービスを提供する際に派生する費用は低額に据え置かれることになります。

介護に限った話ではありませんが、質の高いサービスを提供するにはよい人材が必要です。スキルやモチベーションの高い人材を得るにはそれなりに人件費が必要になり、よいサービスを提供しようと思ったら費用もかさみます。これらは、基本的に事業者の利益を削る方向に働くものなので、事業者は費用をかけることに消極的になるのです。

入居者獲得のために介護事業者の間で競争関係があり、「よい介護を提供している事業者に人気が集中し、他はガラガラ」という状況でもあれば話は別になりますが、現在の介護サービスは「売り手市場」といえます。厚生労働省が考えるよい意味の市場原理が働かない状況にあるのです。

さらにいえば、現在の介護保険制度は、良質な介護をする事業者が損をするようなおかしな制度設計になっています。78ページの図5を見ればわかるように、介護保険にかかるお金は重度になるほど高額です。各種介護サービスの料金も、要介護度が高くなるほど高額になるように設定されています。つまり、要介護度が高い利用者を受け入れたほうが儲かるのです。そのため、悪質な事業者によって利用者が寝たきりに追い込まれるケースさえあり得ます。

反対に、いいケアを行い利用者の要介護度が下がると、事業者の受ける介護報酬が減ってしまうのです。これでは、事業者にいいケアをしようというモチベーションが湧きません。

この致命的な制度設計のミスは、早急に解決するべきです。いいケアをして、どんどん利用者の要介護度を下げている良心的な介護事業者が気の毒でなりません。

※ようやく2016年度から、神奈川県や川崎市など一部の自治体（保険者）で、利用者の要介護度を下げた事業者に奨励金を出す動きが出てきました。

利用者不在の制度設計

市場原理に任せていたのでは介護の質は下がる一方なので、厚生労働省は規制によって事業者を監督し、指導しようとしています。

具体的には、介護保険を3年に1度改正すると同時に介護報酬をこまめに変更します。介護報酬は人員配置基準と一緒に、改正法の施行直前に明らかにされます。同時に、さまざまな加算や減算の条件も示され、介護業界は一瞬ワッとどよめくのです。当然、営利を目的とする介護事業者はソロバンをはじいて、率のいいサービスへ流れます。医療もそうですが、介護保険では価格を決定できる厚生労働省がアメとムチを使い分けて、行政の思う方向へ介護保険事業が流れていくようにコントロールしています。

残念ながら、ここで抜け落ちているのが利用者への視点です。介護保険制度の不備を利用して金儲けを企む悪質な業者への対策や肥大化する予算を抑えるための政策誘導ばかりが優先されて、利用者の満足度を向上させようという試みが後回しにされています。

利用者も、介護認定が変わることで受けられるサービスが変わることに加えて、介護保険の更新に追い立てられます。初回の認定は原則半年で見直され、その後は最長2年以内に認定調査を受け直して、新しい保険証に更新し続けなければなりません。期限が迫ると役所から通知が来るとはいえ、高齢者夫婦や独居の世帯が更新していけるものかどうか、かなり疑問です。

介護保険制度は、画一的で均質なサービスを提供するように設計されています。ある程度はやむを得ないことですが、お役所特有の杓子定規《しゃくしじょうぎ》の運用が利用者と家族を苦しめています。在宅でも集団でも、個々人に合わせた自由なサービスはほとんど算定の対象になりません。結局、全国一律の画一的なメニューをくり返すことになり、利用者の満足度が低い結果を生んでいるのです。

賢い利用者になろう

以上説明したとおり、介護保険制度は構造的な欠陥を抱えており、およそ利用者にとって使いやすいものではありません。しかし嘆いてばかりいても仕方ありません。使い勝手の悪い制度ゆえに、利用者は、制度に精通し、賢くなる必要があるのです。そこで、介護相談窓口などではなかなか教えてくれない、うまく使いこなすコツをいくつかご紹介しておきましょう。

●認定調査を受けてもらう方法：特に認知症のお年寄りは自分の認知能力の低下を認めたがらず、認定調査を受けてくれない場合があります。「人さまの世話になりたくない」と思い込んでいるお年寄りを理詰めで説得しようとしてもうまくいきません。そこは「嘘も方便」と割り切りましょう。拒否された場合、「法律で決まった」「○歳以上の人には全員調査がくる」と、義務づけられているような言い方をするのが得策です。

●ケアマネジャーの選び方：要介護認定を受けると、役所の担当窓口から居宅介護支援事業所（ケアマネ事務所）のリストが渡されます。ただし役所では、どこの事業所がいいかのアドバイスは受けられません。自分で探さなければならないので、あまり遠くないところから順に電話をかけてみましょう。ケアマネは担当できる利用者数に制限があるので、「受け入れる余裕があるか」を聞くのが第一です。何ヵ所かの事業所に電話をかけて、対応がよかったところに来てもらいましょう。担当したケアマネジャーが良くなかったら、事業所に交代を申し入れることも、事業所自体を替えることもできます。

●デイサービスに行ってもらう方法：お年寄りが「あんな子どもだましのところなんか行きたくない」と言い出すとやっかいです。そういうときは、短時間（午前か午後3時間。入浴なし、食事なし）の機能訓練特化型デイサービスを探してみましょう。筋トレ、体操、足湯、マッサージなどのメニューが中心なので「ジム感覚」で通えるのです。また、通常のレクリエーションではなく、麻雀、将棋、囲碁、花札など、利用者同士が楽しむゲームをメニューに取り入れているデイサービスもあります。ポイントは「今日はデイサービスに行く日」ではなく、「今日は○○をしに行く日」です。

●ショートステイに強くなる：ショートステイの「ショート」とは、どれくらいの短さを言うのでしょうか。実は、それが自治体によってバラバラなのです。概《おおむ》ね、「半分くらいの利用にとどめる」とされているため、月に15日という制限を設けている自治体もあれば、1年のうちの半分と考えて6ヵ月までの長期利用を認めている自治体もあります。在宅介護が行き詰ったときに助かるサービスなので、住んでいる自治体のショートステイのルールをケアマネジャーに聞いておきましょう。

また、どの施設がショートステイを何床持っているかという知識も欠かせません。ベッド数が多い施設へ申し込んだほうが利用できる可能性が高いからです。ショートステイのベッドがあるのは特別養護老人ホーム（特養）や介護老人保健施設（老健）ですから、ネットなどでショートステイのベッド数を調べておきましょう。ベテランの家族介護者は、要介護者をショートステイに入れたい場合、まず馴染みの施設へ電話を入れて空きを調べ、仮予約してからケアマネジャーにその日を押さえるよう依頼しています。

●地域密着型の裏ワザ‥その地域に住む人しか使えないのが地域密着型サービスですが、どうしても遠方の地域密着型（グループホーム、地域密着型特養、地域密着型有料老人ホームなど）へ入所したいときはどうすればいいのでしょうか。事業者が「役所同士の申し合わせがあれば受け入れます」と言ってくれれば不可能ではありません。まず、住んでいる市区町村の介護保険課へ、「どうしても遠方のここへ入所したい理由」を説明します。そして、住んでいる役所から施設のある役所へ「お願い」してもらうのです。両者の申し合わせが実現すれば、遠方の地域密着型でも入所することができます。

●介護保険料が払えないときは‥介護保険料を滞納すると、1割や2割の自己負担で介護保険サービスを利用できなくなります。一時的に全額自己負担になるのです（申請すると8～9割が返ってくる)。さらに滞納すると、自己負担額が3割に引き上げられます。介護保険証には注意事項としてこのことが書いてありますが、「特別な事情がないのに保険料を滞納した場合は」と書いてあるのがミソです。介護保険課の窓口で払えない事情を説明すると何とかなることもあるので、黙って滞納しないようにしましょう。

誰も教えてくれない保険外サービス

介護保険が始まってから、介護サービスとなると利用者の目に触れるものは介護保険一辺倒になりました。そのため近年、介護保険を使わない高齢者福祉に相当するサービスが見逃される傾向が顕著です。

自治体(市区町村)では、昔から高齢者や介護が必要な人とその家族のためにさまざまなサービスを行ってきましたし、介護保険が施行されてからも、今なお行っています。以下が全国の自治体でよく行われている高齢者向けのサービスです。

●住宅改修費用の支給：介護保険では全国一律20万円までの住宅改修が行えますが、その上限を引き上げて「上乗せサービス」を行っている自治体があります。また、介護保険とは別に、独立した制度として行っている自治体もあります。

●訪問理美容サービス‥理容師や美容師が自宅に来て、理容や美容を行ってくれます。
●寝具乾燥消毒サービス‥寝具の洗濯や洗浄、乾燥を行う専用車両が来てくれます。
●紙オムツの支給‥紙オムツや尿取りパッドを支給してくれるサービスです。一定量まで無料で支給する自治体、安価で支給する自治体、入院中紙オムツを持ち込めない人に費用を助成する自治体などがあります。
●認知症高齢者家族支援員の派遣‥家族が外出したいときや休息したいときに、認知症高齢者の見守りボランティアを派遣してくれます。
●傾聴ボランティアの派遣‥訓練を受けた傾聴ボランティアを、独居の高齢者宅に派遣してくれます。
●福祉電話の設置‥近くに親族がいない高齢者に電話を貸与し、基本料金を助成します。通話料は自己負担です。
●マッサージサービス‥高齢者の自宅を訪問する方式と、定期的に会場を設けて行う方式があります。
●ゴミ出しサービス‥玄関先にゴミを置いておくと収集場まで運んでくれます。家の中まで粗大ゴミを取りに来てくれるサービスもあります。
●配食サービス‥高齢者向けに調理されたお弁当を配達してくれます。回数や価格は自治体によって異なります。これは、安否確認を兼ねたサービスです。

●おはよう訪問：民間業者が乳酸飲料（有料）を配達する際、独居高齢者の安否確認をしてくれます。

●ステッキの支給：歩行の困難な高齢者に、シルバーステッキが支給されます。

このようなサービスが一般的です。ただし、これらを全ての自治体が行っているわけではありません。また、もっと多彩なサービスを行っている自治体もあり、自治体によって高齢者向けのサービスは質も量もバラバラです。住んでいる自治体にどんな高齢者向けサービスがあるのか、調べてみる必要があります。

これらは福祉の分野のサービスですが、日本の福祉制度は徹底した「申請主義」です。必要があっても誰も教えてくれません。申請しなければ恩恵にあずかれません。ケアマネジャーも知らないか、知っていても自分の成績にならないので、介護保険サービスしか教えてくれないものです。

必要な人に必要な情報が行かない申請主義を採用するのは、自治体が給付を抑制したいからです。そこで文句を言うのはたやすいのですが、賢い介護者になるには行動しましょう。市区町村の介護保険課や高齢者福祉課の窓口、地域包括支援センターの窓口には高齢者福祉のパンフレットが置いてあり、インターネットでも調べられます。

自治体以外で地域の高齢者の生活支援をしているのが、全ての自治体に1つずつある社会福祉協議会（社協）です。ボランティアの派遣、福祉用具の貸し出し、配食サービスなどに強いので、どんなサービスがあるか問い合わせてみてください。近年、介護保険事業者と区別がつきにくくなったとはいえ、社協の面目は無料や割安の自主事業なので、尋ねてみる価値はあります。

特にボランティアの派遣は、介護保険の穴を埋めるのに便利です。見守り、話し相手、留守番、大掃除、雪かき、墓参りの同行などには介護保険が使えないので、ボランティアもしくは有償ボランティアが役立ちます。

自治体の高齢者向けサービスで、ぜひ知っておきたいのは防火に関するサービスです。実はどの自治体も独居または高齢者のみの世帯が火災を出すのを恐れ、手厚いサービスを用意しています。火災報知器、ガス安全システム、自動消火装置、電磁調理器などを支給してくれるのです。

使い勝手がいいとは言えない介護保険だけに頼るのではなく、公的な保険外サービスを上手に取り入れて、より良い介護にしていきたいものです。

第4章

こんなに金がかかるとは！

家計破綻を免れるために
できること

介護が始まると、とにかく先立つものはお金です。「介護施設の種類」「介護保険制度の使いこなし方」を学んだら、次は「介護費用について、おおよその目安をつけておくこと」が必要。この章では、どのような介護をするとどのくらいのお金がかかるのか、具体的に見ていきます。

まず、介護がなかった場合の老後の平均的生活費を確認しておきましょう。

２０１４年の総務省の家計調査を紹介した新聞の記事によると、夫が65歳以上、妻が60歳以上の夫婦のみの定年後世帯の場合、月の平均支出は約27万円だそうです。一方、収入の平均は約21万円（大半は公的年金）なので、不足分の約６万円は貯蓄を取り崩すなどして補わなければなりません（２０１５年４月26日読売新聞）。

月の平均支出の内訳は「食料：約６万１０００円」「住居・光熱：約３万７０００円」「社会保険料と税：約３万円」、車の維持費などの「交通・通信：約２万７０００円」などです。

要介護状態になると、これに介護保険の自己負担額（第３章図５参照）が加わります。

私はある人が、こう言ったのを聞いたことがあります。

「介護保険の１割負担は、満額使っても要支援が月５０００円から１万円、要介護が月１

万6000円から3万6000円の間。安いじゃない！」

それは、高給を取っている現役世代の感想です。定年後の老夫婦は、元気であっても毎月6万円の不足額を抱えているのですから、そこに介護保険の自己負担が加算されると、さらに生活が圧迫されます。

それだけではなく、介護が始まると介護保険の自己負担額以外にさまざまな支出が相次ぎます。詳しくはのちほど説明しますが、これがバカにならない金額なのです。よほど収入がなければ家計はたちまち逼迫《ひっぱく》し、預金を取り崩す必要に迫られます。もし預金がなければ、事態は極めて深刻なものとなるでしょう。

現代の日本は、長寿が破産のリスクファクター（危険因子）となっています。1500万円の貯蓄で定年後の人生をスタートさせ、毎月6万円ずつ取り崩すことができたとしても、90歳までは持ちません。今の65歳が90歳になる25年後の日本では、おそらく年金も減額されているはずです。さらに将来インフレが到来すると、貯蓄は大きく目減りしてしまいます。

私たちは介護費用として、いったいどれだけのお金を用意しておけばいいのでしょうか。「生命保険文化センター」の2015年度調査によると、実際に介護を経験した人が使った一時費用の平均は80・3万円でした。一時費用というのは、介護が始まってから落ち着くまでの間に使った医療費、住宅改修費や福祉用具購入費の自己負担額、(介護付有料老人ホームやグループホームに入る人は) 入所にかかる費用などです。

介護が始まってからは、1ヵ月平均7・92万円 (介護保険の自己負担額を含む) の費用がかかっています。生命保険文化センターは3年ごとに同様の調査を行っていますが、前回は7・7万円、前々回は7・3万円で、月々の介護費用はわずかに増えています。

問題は、8万円弱の出費がいつまで続くかです。生命保険文化センターの2015年度調査では59・1ヵ月 (約4年11ヵ月) という平均値が出されました。

ここから、介護にかかる総額を試算してみましょう。

7・92万円×59・1ヵ月+80・3万円 (一時費用) =548万3720円
ただし、この調査は現在介護中の人を含んでいるので、実際の平均介護期間は59・1ヵ月よりも長くなると思わなければなりません。「はじめに」で書いたように、日本人の平均寿命と健康寿命との差は女性が約12・8年、男性が9・6年もあります。仮に10年間介護すると、介護費用の合計額は約1000万円です。生活費以外にこれだけのお金が必要になるのですから、庶民にとっては結構大きな負担と言えます。

誤解を恐れずに概算すると、日本の中流家庭で1人の介護にかかる費用は年間100万円です。5年間だと500万円、8年間だと800万円、10年間だと1000万円ということになります。

在宅介護にかかる費用

介護施設への入所に比べると、在宅介護ならそれほどお金がかからないだろうと思われがちですが、そうでもありません。実際にかかる費用を見ていきましょう。

一般の家庭では、介護保険の枠内で介護サービスを受けます。そうすると1割負担で支給限度額いっぱいに使った場合の月額は、いちばん軽い要支援1が5003円、いちばん重い要介護5が3万6065円の範囲です。これは地方の場合で、都市部だと1割前後高くなります。介護にかかる費用の多くは人件費なので、同じ介護内容でも人件費の高い都市部は高く設定されているからです。

この1割負担というありがたい制度が、2015年4月から崩れました。一定以上の所得があるお年寄りの利用料が2割に上がったのです。具体的に言うと、ひとり暮らしで年収280万円以上、2人以上で世帯年収が346万円以上あるお年寄りの利用料は2割になりました。月に2万円の利用料を払っていた人は4万円になるのですから、大変な負担増です。

ただし、利用料が一定額を超えたら払い戻す「高額介護サービス費」という制度があり、1ヵ月の支払額が世帯あたり3万7200円の上限を超えると、超過分が返金されます。その上限も、年金収入が多い人は月4万4400円に上がりました。

通常、在宅介護では、①デイサービスへのお出かけ、②ショートステイへのお泊り、③ホームヘルパーに来てもらって身体介護か生活援助を受ける、のどれかを組み合わせてケアプランをつくります。単身者の場合①と③、同居する家族がいる場合①と②の比率が高くなるのが一般的です。そのほか、介護用ベッドや車イスのレンタル、住宅のリフォームなどで介護保険を使います。

親の介護が始まると、通常介護費用として使われるのは親の年金や預貯金です。したがって、介護にいくらかけられるかは、親の年金額に左右されます。では、親はどのくらい年金をもらっているのでしょうか。厚生年金をしっかり払ってきた人は月15万6000円（2016年度）くらいと言われますが、これは厚生労働省のモデルケースで、男性が平均的な賃金で40年間働いた場合です。国民年金だけを受給している人だと、平均して月5万円余りしかもらっていません（2016年度の満額は6万5000円）。

したがって、国民年金だけを受給している人（農業や自営業で生計を立ててきた人）が要介護状態になると、すぐに困窮します。住む家や多少の田畑があっても、月5万円余りの年金では、生活保護受給者よりも手取りが少ないのです。当然、医療費や介護費を切り詰めなければ生活できません。

このような人で取り崩す貯蓄がない人は、子ども世帯が仕送りをするか同居して生活の面倒をみる必要があります。子どもがいない単身者や老老世帯は、要介護状態になると経済的に行き詰りかねません。

もう一つ、在宅介護で行き詰るパターンがあります。それは、認知症の在宅介護です。大同生命が制作した営業用のパンフレットによると、要介護2〜3の場合、認知症が重度まで進行すると、在宅介護にかかる費用が約2・5倍になるといいます。要介護2〜3でも認知症がなければ1ヵ月の在宅介護にかかる費用は2万9914円ですが、認知症があると軽度で4万81円、中度で5万9161円、重度で7万4915円かかるというのです。

公益財団法人家計経済研究所が2013年に公表した調査データによると、要介護度が1以下でも認知症が重度だと介護費用は月5万7000円かかり、認知症が重度の人が要介護4〜5になるとそれが月12万6000円に跳ね上がっています。

これは、認知症があると常時見守りが必要になるなど人手がかかり、ショートステイやヘルパーの利用を増やさざるを得ないためと思われます。介護保険は要介護度別の支給限度額を超えると超過分が自費になりますが、認知症の在宅介護は想定外の出来事が起こりやすく、支給限度額を超えないとも限りません。必ずこれだけ増えるとは言い切れませんが、在宅介護にかかる費用が認知症の有無に左右されることは間違いなさそうです。

2015年6月、厚生労働省の研究班は、認知症の人の医療や介護にかかる「社会的費用」が年間14・5兆円（2014年）に上り、家族の介護負担がその4割を占めるという推計を発表しました。推計方法は、在宅介護者が行っている「身体介護」を介護保険でヘルパーに頼んだ場合に換算し、「生活援助」を在宅介護者が働いたら得られる賃金に換算したものです。それによると、認知症のお年寄りが1人いると、家族の負担が年間382万円も発生していました。

施設介護にかかる費用

ここまでは在宅介護の費用ですが、施設などに入所したらどうなるのでしょうか。図6に「月額費用の目安」を掲げました。施設系の月額費用は、居住費と食費、それに介護費用を足した金額です。住宅系の月額費用は、単なる家賃です。

この表からは、施設の利用料にかなりの差があることがわかりますが、具体的なイメージが湧かないと思います。そこで、実際の利用者がどれだけの費用を負担しているのか、これから事例を挙げて説明します。

埼玉県北部に住むTさん（81歳男性）は、認知症で要介護2の認定を受けていましたが、奥さんがデイサービスなどを使いこなしてなんとか在宅生活を続けてきました。ところが2016年2月に自宅で転倒し、大腿骨を骨折して入院したのです。入院中にTさんは重い誤嚥《ごえん》性《せい》肺炎を起こしました。合併症の危険が高いと判断されたTさんは、人工骨を入れる外科手術を見送られ、車イス生活になったのです。それまではなんとか老老介護を続けてきたTさん夫妻でしたが、自宅で車イス生活は難しいと判断し、施設入所を決意しました。

Tさんは入院中に認知症の症状が進み、体力も低下したために要介護度は5になりました。それでも特養（特別養護老人ホーム）にはすぐに入所できず空室待ちの状態でしたが、ほどなく知人の紹介もあって、自宅から車で20分ほどの特養に入所できました。

そこは比較的古い特養だったので、今はやりのユニット型ではなく、6人部屋でした。その分入所費用は安く済みましたが、それでも月12万円の自己負担が発生しました。介護保険は1割負担ですが、それは介護サービス費だけの話で、居住費や食費は全額自己負担、それに雑費を含むとこれだけ費用がかさんでしまうのです。

2人で年金の受給額が月35万円（額面）あり、持ち家に住んでいたTさん夫妻は、それまで比較的余裕のある暮らしをしていました。しかし、Tさんが特養に入所すると、家計は

	前払金	月額費用（都内の目安）	月額費用の差が出る理由
	不要	約5万円～15万円	居住費は居室のタイプによって大きく異なる（多床室約1万円～ユニット型個室約6万円、従来型個室とユニット型準個室はその中間）。食費は約4万2000円。居住費と食費は、所得段階に応じた減免措置が受けられる。介護費用は要介護度によって異なる（2万円弱～約3万6000円）
		約6万円～16万円	
		約7万円～17万円	
	ホームによる	約12万円～18万円	ホームの定めた利用料プラス介護費用（要介護度によって異なる）
	0円～1億円を超えるものまで幅広い	約10万円～30万円	場所、建物のグレード、部屋の広さ、設備、常駐スタッフの数などによって月額費用（居住費、食費、その他サービス費の合計）が異なる。介護付きおよび住宅型で外部サービスを利用した場合は、介護費用（要介護度によって異なる）がかかる
	0円～数百万円	約7万円～15万円	一般（自立）型は安めの料金設定に、介護（特定施設）型は高めの料金設定になる
	敷金	（家賃）約5万円～25万円	場所や設備の違い（オーナーの定めた金額による）
	敷金（都営住宅の場合家賃の2ヵ月分）	（家賃）約1万円～13万円	供給主体（地方公共団体、都市再生機構、住宅供給公社）の定める家賃の違い

（『在宅介護応援ブック　いざという時の介護施設選びQ＆A』〈著：三好春樹　編集協力：東田勉〉34～35ページより転載）

区分	くくり	名称	生活支援サービス	介護保険サービス
施設系	介護保険制度上の施設サービス	特別養護老人ホーム	あり	施設スタッフによりサービス提供
		介護老人保健施設	あり	
		介護療養型医療施設（2018年3月末日をもって廃止決定）	あり	
	介護保険制度上の地域密着型サービス	グループホーム	あり	施設スタッフによりサービス提供
	有料老人ホーム	健康型有料老人ホーム	あり	なし
		住宅型有料老人ホーム	あり	外部のサービスを利用
		介護付き有料老人ホーム	あり	施設スタッフによりサービス提供
	自治体の助成を受けた福祉施設	軽費老人ホーム（ケアハウス）	あり	外部のサービスを利用（特定施設の場合は施設スタッフの介護）
住宅系	賃貸住宅	サービス付き高齢者向け住宅	あり	外部のサービスを利用（特定施設の場合は施設スタッフの介護）
	公的賃貸住宅	シルバーハウジング（シルバーピア）	なし	外部のサービスを利用

図6　施設系・住宅系月額費用の目安

（『あんしんなっとく高齢者向け住宅の選び方』〈東京都／2013年版〉をもとに作成）

一転して苦しくなりました。夫婦2人暮らしから奥さんだけの単身世帯になったので、食費こそ減りましたが、電気代や水道代、車の維持費はほとんど変わりません。毎日マイカーで特養へ面会に行くので、ガソリン代や持ち込みのお土産代など余計な出費もありました。結局、特養に払う12万円の出費が生活費に上乗せされて、家計は赤字になったのです。

「自宅は築30年以上でこれからリフォーム工事をしなければならず、わずかばかりの預貯金は今後大きく目減りする見込みです。これから二重生活がどこまで続くのか。預金通帳を見て不安を覚えます」

Tさんの奥さんは、こう打ち明けます。

介護費用は、介護保険を使えば1割負担で済みますから、もっとも症状が重い要介護5でも月3万6000円です。しかしTさん夫妻の例でもわかる通り、実際の出費増は12万円でした。これは、家賃に相当する施設の居住費と、介護生活でなくても発生する食費や雑費は介護保険でカバーできないからです。

特にTさん夫妻のように、持ち家がある老夫婦のどちらかが施設などへ入所すると、家や家財道具は残された配偶者が管理することになり、二重生活が始まるので家計は逼迫することになります。

特養に入所すると毎月いくらかかるのか

特養（特別養護老人ホーム）に入所すると、長期入院しない限り退所を求められることがありません。入所一時金も不要ですし、24時間介護を受けられる安心感もあって、高い人気を誇ってきました。

特養の人気を高めていたのは、その安さでした。実は、２００５年10月までは、介護保険施設（特養、老健、療養病床）は居住費と食費を含めて１割負担だったのです。そのため、月５万～６万円で全てまかなえていました。ところが在宅介護者との不公平を是正するために、居住費と食費は10割負担になってしまいました。これによって、毎月の負担額が２倍以上に膨らんだ利用者が続出しました。もはや現在の特養は、昔のようなお得な施設ではないのです。

現在、特養に入所するといくらかかるのでしょうか。

月額利用料（収入区分による減額がない人で介護保険料１割負担、１単位10円、１ヵ月30日として計算）には、４万円以上の幅があります。幅が出るのは、要介護度によって介護費用が変わるのと、居室のタイプによって居住費が変わるためです。

これまで施設サービス（特養、老健、療養病床）を利用できるのは要介護１～５の人でしたが、２０１５年４月以降は特養に限り要介護３以上でないと入所できなくなりました。

そこで、要介護3〜5の人の居室タイプによる月額利用料（減免がない場合の自己負担額）を比較してみます。

●多床室（2人以上の相部屋）／要介護3：8万7060円〜要介護5：9万1020円
●従来型個室（リビングのない個室）／要介護3：9万6360円〜要介護5：10万3320円
●ユニット型準個室（リビングを中心に10人程度をひとつの生活単位とし、天井との間に隙間がある固定壁で仕切られた個室）／要介護3：11万3460円〜要介護5：11万7420円
●ユニット型個室（リビングを中心に10人程度をひとつの生活単位とした完全な個室）／要介護3：12万3360円〜要介護5：12万7320円

実際には、これに加算があるのでもう少し高くなります。加算というのは、施設や事業所が基本的なサービスに加えて人員態勢を手厚くしたり、特別なケアを行ったりすれば、介護サービス費を高く取れるという決まりによるものです。

入所費用の幅を生んでいるのは、要介護度と居室のタイプだけではありません。居住費と食費には所得が低い人のための減免措置があります。収入は4段階に区分され、それによって生じる1日の食費の違いは次の通りです。

●第1段階（生活保護や老齢福祉年金の受給者など）300円／日
●第2段階（所得と年金の合計が年間80万円以下の人）390円／日

●第3段階（世帯の全員が市区町村税を課税されていない人で第2段階以外の人）　650円／日
●第4段階（それ以外の人）　1380円／日
　こうして見ると、結構な差がついていることがわかります（居住費の減免額は区分が多くてあまりに煩雑なので省きます）。

　ところが、この減免措置に大ナタが振るわれたのです。

　首都圏に住んでいたFさん（87歳女性、要介護3）は、2016年3月から県内の特養に入所しました。居室タイプはいちばん高いユニット型個室でしたが、Fさんが毎月特養に支払う金額は全部で6万5596円しかかかりませんでした。

　安く済んでいたのは、Fさんが受け取っていた夫の遺族年金（非課税）と自分の老齢基礎年金（課税）のうち、課税分の年金が80万円以下だったので、居住費と食費が第2段階の減免措置を受けられていたことによります。

　それが、2016年8月から非課税分の年金（遺族年金や障害者年金）も収入にカウントされることになり、Fさんは第3段階へ移行したのです。その結果、8月分から利用料が月額8万8846円になりました。2万3250円の値上がりです。Fさんの娘は、次のように語ります。

「入ってすぐ、高くなったからといって退所させるわけにはいきません。長いこと待って、ようやく入所できたのですから。足りなければ私が補塡します。利用制限がどんどん進んで、特養も割安感のある施設じゃなくなったのを感じます」

そのほか、特養に入所したら実費請求される品目があります。理美容代、医療費、日用品代（石鹸やシャンプー代、洗濯代など）、レクリエーションにかかる実費などです。

要介護3の場合、収入による減免措置がなければ、多床室8万7060円からユニット型個室12万3360円の範囲で利用料がかかりますが、実費を合わせるとそれより1万〜2万円多くなると思っておく必要があります。

今後、減免措置の適用はより厳しくなるでしょう。高齢化の進展に伴って介護保険の利用者が増えれば、保険料を大幅に引き上げなければなりません。到底国民の理解は得られず、かといって国にそれを肩代わりする余裕もありません。必然的に介護保険のサービス内容は、年々引き下げられていくことになります。満足度が高いとは言い難い介護保険のサービス内容がさらに悪化し、自己負担額も一層増していくことは明らかです。

そのほか、施設入所にかかるお金の問題

施設入所前に調べておかなければいけないことの一つは、本当に最期までいられるのかということです。グループホームや有料老人ホームは施設によって規約が異なるので、退

所させられる条件を確認しておかなければなりません。そのうえで、確実に最期までいられると思えたら、住まいを処分してもいいでしょう。

多くの入所希望者がいる特養の場合、住まいは処分するべきではありません。というのも、入院が3ヵ月に及ぶと退所しなければならないからです。入院が長引くとやがて病院からも退院を迫られ、もう一度特養の待機者リストに入ってもすぐには入所できないので、住まいを処分してしまった人は行き場を失います。

住まいを処分する場合、特養や有料老人ホームの居室に入り切らない家財道具をどうするかという問題も起こります。施設などへの入所は、生活のダウンサイジング（縮小化）にほかならないので、どのように生活をコンパクトにしていくかという作戦がなければなりません。住まいや家財道具の処分が不十分のまま施設などへ移ることができるのは、経済的に余裕のある人です。

介護施設（特養、老健、療養病床）の利用料を下げるには、世帯分離をする方法がありました。たとえば夫に十分な年金があり、妻には少ししか年金がない老夫婦の妻が特養に入所した場合、特養の住所で妻の住民登録をすると、妻の年金で利用料が決まるので大幅な減免措置を受けられたのです。ところが2015年8月から、世帯分離した配偶者の所得が高い場合などは、減免措置から外されることになりました。もし、どうしても減免措置を受けたければ、夫婦が離婚するしか方法はありません。

2016年6月19日に配信された朝日新聞デジタルの記事に、都内に住む男性（44歳、会社員）の事例が出ていました。入所している特養の住所で住民登録をし、実家の父親（75歳）と世帯分離をしていた母親（80歳、要介護5）の特養からの請求額が、前年の夏以降はね上がりました。食費や部屋代に介護保険の自己負担分も含め、月8万円から約17万円に倍増したのです。

両親の年金は合計すると月28万円ですが、実家の借地料が月8万円近くかかり、一人暮らしをする父親の医療費や社会保険の負担も重くのしかかっています。男性は、毎月4万円の仕送りを始めましたがなお足らず、「両親に離婚してもらうしか、方法はないかもしれない」と思い始めたそうです。

介護施設に入所する場合、夫婦が世帯分離を行うのは犯罪的な方法（非合法）ではなく、特に卑怯な裏ワザでもありません。これまで一般向けの介護の入門書には、「賢い節約術」として堂々と書かれていました。その手を封じられ、事例のように月9万円も毎月の請求額が上がったとなると、「生き延びるための離婚」という選択肢が現実味を帯びてきそうです。

減免措置については、前の「特養に入所すると毎月いくらかかるのか」でも取り上げましたが、受けていた減免措置を外されて、毎月の施設の利用料が倍くらいに跳ね上がった人が少なからずいます。また、２０１５年８月から所得が少なくても資産（ひとり暮らしで１０００万円、夫婦で２０００万円の預貯金）がある人は、減免措置から外されることになりました。

有料老人ホームに入居するとかかる費用

特養に入りたいが要介護度が３に届かない人、希望する特養は待機者が多くてとても待てないという人が注目するのが有料老人ホームです。健康なときから、やがて来る要介護生活を見据えて有料老人ホームを探す人もいます。

有料老人ホームには、３種類の入居方式があります。所有権を買う分譲方式、毎月家賃を払う賃貸方式、入居一時金を払って一代限りの利用権を買う終身利用権方式です。

分譲方式はいつでも売却することができ、相続することもできます。賃貸方式の中には、入居一時金を併用して、終身の賃料をあらかじめ納めるところもあります。入居一時金には償還期間が設けられていて、途中退居（解約）の場合は未償還分が返還される方式を採用しているところが多いようです。

この入居一時金の返還については、多くのトラブルがありました。利用者側からすると、思ったほどの返還がなかったのです。入居後すぐに解約しても、支払った一時金がほとんど返ってこないケースさえありました。

2012年4月からは、老人福祉法に90日ルール（契約を結んでから90日以内に解約した場合は、入居一時金を全額返還する）が明記されたため、厚生労働省令で定める方式によって算定される額を除いて返還することが義務づけられました。また、有料老人ホームの設置者が受け取れるのは、家賃、敷金、介護などのサービス費だけで、権利金を受け取ってはいけないことも明記されました。

有料老人ホームのうち介護付有料老人ホームは、介護保険の「特定施設入居者生活介護」というサービスを利用したもので、入居費の中に介護保険のサービス料が含まれているのが特徴です。入居費は都内で25万円前後、地方都市で20万円前後に設定されていて、この金額が払える人なら比較的安心した老後が過ごせます。比較的と断るのは、多くの有料老人ホームが営利法人によって運営されているため、倒産の可能性があるからです。

有料老人ホームが倒産すると、場合によっては退居させられたり、入居一時金を返還してもらえなかったりすることがあります。老人福祉法では経営者に入居一時金の保全を義務づけていますが、倒産した経営者が逃げて連絡がつかないケースもあるようです。不正請求で介護保険事業者としての指定取り消しを受け、倒産した有料老人ホームの中には、利用者を残したまま一夜にして全職員がいなくなった事例もありました。

このように、有料老人ホームを選ぶときは、経営母体がしっかりしているかどうかまで調べなければなりません。個人の力ではそこまで調べられないので、有料老人ホーム業界特有のビジネスとして「紹介センター」があり、「紹介センターの選び方」がネット上で話題になっているほどです。

「週刊ポスト」２０１６年5月13日号では、「この老人ホームが凄い〈完全保存版〉プロが『自分の親を入れたい』厳選ランキング２５０」という特集が組まれました。有料老人ホーム選びのプロである紹介センター相談員にアンケートを取り、自分の親に薦めたい介護付有料老人ホームはどこかを答えてもらったのです。

その記事を読んで、ため息が出ました。入居一時金は７００万円台から２０００万円台（中には3億円台も）、月額利用料はだいたい30万円台後半です。「お金があれば豊かな老後が過ごせるのだな」と確認するうえではとても役に立ちました。

こうした高級有料老人ホームが一部の資産家のニーズに応えている一方、生活保護受給者を対象とした低額の有料老人ホーム（多くは無届け施設）も存在するのです。そういう有料老人ホームは、入居一時金10万円、月額利用料11万～12万円くらいに設定されています。生活保護を受けていると入居一時金は10万円程度なら役所から出してもらえ、毎月12

万～13万円（地域によって異なる）の生活保護費を受給できるので、1万円程度の小遣いを残して全額ホームがもらう（取り上げる）のです。これは、間違いなく貧困ビジネスに相当します。

無届け施設の多くは、個室が確保されていません。ベニヤ板で区切られた狭い居住スペースに押し込められるのが一般的です。食事もレトルトのカレーや買ってきたコロッケだけといった劣悪なものが支給されます。利用料が安いからといって、うかつに親や配偶者を無届け施設の落とし穴に落とすようなことだけは避けたいものです。

介護にかかるお金の章の最後に、具体的な参考事例を挙げてみます。典型的なケースと考えられる、「遠距離介護」「呼び寄せ介護」「介護離職」の月額費用例です。それぞれの事例を評価するために、最後に「一口メモ」をつけたので参考にしてください。

ケーススタディ①　遠距離介護

都内で区役所に勤める中園満男さん（仮名、52歳）は、鹿児島市の実家で一人暮らしをしている父親（81歳、要介護2）を遠距離介護しています。満男さんには共働きの妻（地方公務員）がいますが、妻は自分の両親の介護があるので、満男さんの遠距離介護を手伝うことはできません。夫婦には、独立した2人の子どもがいます。

満男さんは父親のケアマネジャーと頻繁に連絡をとっています。手元には実家がある自治体の「介護サービス事業者ガイドブック」を常備し、介護保険サービスはもちろん、有償ボランティアや保険外サービスについての知識も豊富です。

満男さんは毎月1回、2泊3日の日程で鹿児島へ帰っています。使っているのは航空会社の介護帰省割引。東京〜鹿児島の航空券が、混雑期でなければ普通運賃の6割5分程度で購入できる制度です。

父親は脳梗塞の後遺症で中等度のマヒがあります。買い物と食事、洗濯は自分でできるので、ケアプランは入浴と掃除に重点を置いています。

●介護保険サービス
月〜土／訪問介護：朝30分（着替えの介助、デイケアの準備）
火・木・土／通所リハビリテーション（機能訓練、入浴）
月〜土／訪問介護：夕30分（掃除、夕食の準備）
福祉用具レンタル（介護用ベッド、杖）
介護保険利用料（1割負担）月2万円

●自費サービス
配食サービス（月～土の夕食）週3000円×4
見守りサービス（定期巡回、緊急時オンコール態勢）月4500円
自費サービス料金合計（全額負担）1万6500円
●帰省費用
東京～鹿児島往復航空券プラス電車、タクシー代／4万8000円
お土産代／約1万円
■1ヵ月の介護費用／合計10万円弱

毎週日曜日は、市内に数軒ある親戚がローテーションを組んで父親を訪ね、差し入れをしたり外食に連れ出したりしてくれます。お土産代というのは、帰省したときに満男さんが親戚などに届けるお礼のしるしです。

「帰省したら、ご近所や親戚、ケアマネジャーやデイケア施設への挨拶まわりが欠かせません。直接介護できない遠距離介護者は、親を支える人を支えるのが役目です。帰省中の時間の半分は日頃お世話になっている人とのコミュニケーションに充てています」

と語る満男さん。毎月の費用の10万円弱は、父親の年金と自分のポケットマネーで折半

しているそうです。

一口メモ このケースは、一般に難しいとされる遠距離介護を月1回の帰省で上手に継続しています。遠距離介護の心強い味方である介護帰省割引と見守りサービスを使っているところが成功のポイントと言えるでしょう。2017年1月1日からは「育児・介護休業法」が改正され、介護休業が取りやすくなります。今後はこうした制度を活用することも考えてはいかがでしょう。

ケーススタディ② 呼び寄せ介護

神奈川県に住む小川秀子さん（仮名、62歳）は、岩手県の出身です。リタイヤした夫の年金で生活していましたが、実家が東日本大震災で被災し、両親（被災時父親84歳、母親80歳）を呼び寄せて同居を始めました。

呼び寄せてから要介護認定を受けたところ、認知症が進行していた父親は要介護3、虚弱な母親は要介護1でした。さっそくデイサービスの利用を始めたのですが、父親は方言を恥ずかしがってほとんどしゃべらず、食べ物も合わないようで、行くのを嫌がるようになりました。1年間ほど家に引きこもった後、父親は本格的なうつ病を発症し、療養先の病院で亡くなりました。

現在、母親は要介護2。父親が亡くなってから認知症が始まり、時折徘徊するのが心配です。先日もスーパーへ買い物に出かけて行方不明になり、役所の防災無線で呼びかけてもらってようやく探し出すことができました。

両親を呼び寄せてから、秀子さんは家計の都合上パートに出ています。田舎で農業を営んでいたときはあまり気にならなかったのですが、両親は年金が少なかったのです。母親だけになった今、月に4万円弱しか受給していません。

それでも、引きこもって父親のようにうつ病になってほしくない秀子さんは、母親を週3回デイサービスに行かせ、月に4日は自分のリフレッシュのためにショートステイに入れています。

●介護保険サービス
月・水・金／デイサービス（昼食、入浴）
月4日間／ショートステイ
福祉用具レンタル（介護用ベッド）
介護保険利用料（1割負担）月1万8000円

食費や被服費を入れると、母親の生活にかかる費用は年金では収まりません。ケアマネジャーから「お母さんに生活保護を受けさせたら」とアドバイスされた秀子さんは、市役所に相談に行きました。すると窓口で福祉の担当者から「一人暮らしをさせるのが先じゃありませんか」と叱るような口調で言われたそうです。

「徘徊が心配なので、一人暮らしはさせられません。できれば私がパートで不在になる週5日間デイサービスを使いたいのですが、経済的には現状で精一杯です。年金が少ない親を呼び寄せた場合、うちのように子どもが自腹を切らなければならないのですね」

と秀子さんは嘆きます。パートに出ているのは、自分の親の介護で夫の年金を使うのは申し訳ないと思うからです。デイサービスがない火曜日と木曜日は、夫に母親の見守りを頼まなければならないので、それも心苦しい秀子さん。この先、母親が重度化したらどうなるだろうか、と不安は尽きません。

一口メモ このケースは東日本大震災というやむを得ない事情があったので、「呼び寄せ介護」がいけないとは一概に言えないのですが、呼び寄せ介護が共倒れや家庭不和を引き起こすことはよくあります。また、呼び寄せられたお年寄りは認知症を発症しやすいものです。このケースでは無理に呼び寄せず、田舎で生活保護を受けさせて施設入所させるという選択肢があったかもしれません。

ケーススタディ③　介護離職

山谷卓也さん（仮名、55歳）は、同居している母親（83歳、要介護3）を1人で介護しています。父親は卓也さんが子どもの頃亡くなり、保健師だった母親が一人っ子の卓也さんを女手ひとつで育ててくれました。

卓也さんは大学を出て都会で就職し、結婚もしました。しかし40歳のときにリストラされて運送会社の長距離ドライバーになり、5年前に母親が倒れたので仕事を辞めて実家へ帰る決心をしたことで妻とは離婚しました。子どもが1人いますが、成人しています。

離婚の際、預貯金はすべて妻に渡したので、卓也さんは無一文です。しかし、母親はまずまずの年金をもらっていたので、母子2人で食べていけるはずでした。

ところが、週4日利用していたデイサービスの利用料が1割から急に2割負担になり、月2万5000円から5万円に上がりました。実家に帰って介護を始めてすぐのことだったので、卓也さんは計算が狂ってしまったそうです。

しかも、母親にがんが見つかったので医療費がかさみ、通院のために車を買ったりして支出が増えました。今、生活はギリギリです。

●収入
母親の年金／23万5０００円
●支出
週5日／デイサービス（昼食、入浴）
福祉用具レンタル（介護用ベッド、車イス）
介護保険利用料（2割負担）月5万1０００円
医療費／月1万5０００円
ガソリン代／月4０００円
2人分の生活費／月16万5０００円
■合計支出額／月23万5０００円

移住後の生活が落ち着いてきたので、卓也さんは母親がデイサービスに行っている週5日の日中、アルバイトに行こうと考えていました。けれども今は、母親のデイサービスを減らそうかと考えています。

母親を特養へ入れることも考えましたが、同居して介護をする自分が健康なので、独居や老老介護に比べて入所は困難です。卓也さんは「仕事を辞めなければよかったのだろうか」と自問しています。

一口メモ 親の年金で親子2人暮らせると思っても、介護離職するべきではありません。将来、年金や介護サービスが切り下げられる可能性があることを想定して、そうした事態に対応できる余裕があるかどうか検討してみましょう。経済的にギリギリ成り立つというレベルであれば、介護離職は危険です。仕事を続けながら、親の介護は介護保険サービスを使うことをお勧めします。

第５章

介護のレベルが低すぎる！

質の高い介護サービスを受けるには

「同じ料金を払うのなら、質の高い介護サービスを受けたい」と誰もが思っています。しかし、玉石混交の介護業界の中で、質の低いサービスが横行しているのも事実。この章では、どの介護サービス分野にどんなトラブルが待ち受けているのかを明らかにし、身を守る方法を考えます。

関東地方の南西部、緑豊かな山あいに住む木元フジ子さん（仮名、59歳）が、犬の散歩中に転倒してコンクリートで頭を打ち、硬膜外出血を起こして緊急手術を受けたのは２００９年４月のことでした。７ヵ月半の入院生活を終えて帰ってきたフジ子さんは、右半身に重いマヒが、左半身に軽いマヒがある全身マヒで、失語症を伴う高次脳機能障害になっていました。医者から「車イスには乗れないだろう」と言われましたが、リクライニングの車イスに乗れるようになり、今では普通の車イスに乗っています。ただし、立つことも歩くこともできません。

問題は、フジ子さんが要介護認定を受けられなかったことです。回復期の病院で退院が近づいた頃、長女が病院側の勧めで市役所へ要介護認定の申請に行ったところ、職員からこう言われました。

「お母様は外傷ですよね。65歳未満であれば、外傷で介護保険は適用されません。特定疾病（40歳以上65歳末満の第二号被保険者が要介護・要支援認定を受ける要件とされる病気）が原因でないと、介護保険は使えないのです」

念のためにとお願いして、審査に回してもらいましたが、やはり棄却。医者が「くも膜下出血も起こしていたかもしれない」と言って、診断書を書き直してくれたので改めて申請しましたが、それでも却下。結局、介護保険サービスは使えませんでした。

「この認定基準については、自治体によって多少の違いがあるようです。うちの市では、ケガによる後遺症は断固として介護保険適用外でした。脊椎《せきつい》損傷の人も、やはり適用外にされていました。数は少ないですけど、たまに外傷で介護保険が使えない人に出会います」

フジ子さんの長女は、そう語ります。結局、フジ子さんは身体障害者手帳（1級）を取得し、障害者支援のサービスを受けることになりました。

「介護保険サービスと障害者支援サービスのいちばんの違いは、当時は障害者にケアマネジャーが付かなかったことでしょうか。全て家族が考え、家族が調べ、家族が手配する必要がありました。これは、結構大変ですね。あと、障害者支援サービスの事業所は、介護保険サービスに比べて、圧倒的に数が少ないので選べません。障害者支援の世界では、デイサービスなども作業所スタイルで、知的障害者も精神障害者も母みたいな身体障害者も一緒になってパンを焼いて売ったり、畑仕事をしたりする自立支援が中心です。それはいい悪いというより、特徴という感じですね」

フジ子さんはその後、過去の尾骶骨《びていこつ》強打が原因と思われる重度の褥瘡《じょくそう》(床ずれ)を手当てするために入院し、原因不明の後遺症で失明しました。家族は4人。定年を過ぎた夫が契約社員として働き続けて家計を支え、家事と介護(フジ子さんの身の回りの介助)は独身の長女と次女による2人態勢でした。

在宅介護が始まって数ヵ月目から、いろいろな人の助言もあって、フジ子さんは障害者支援のデイサービスに通うようになりました。そこで、「介護サービスのレベルが低すぎる」という問題に直面したのです。

障害者支援のデイサービスは驚きの連続

障害者となったフジ子さんの介護を始めるにあたって、次女は介護ヘルパーの初任者研修を受けて準備をしました。最低限の知識は、身に付けていたのです。そのためか、驚くようなことばかりだったと長女は語ります。

「介護保険サービスの事業所は、一定割合の人が資格を保有していますよね。でも、障害者支援のほうは、サービス管理責任者さえいれば、あとは全員無資格でもオッケーなのです。だから、事業所は本当に素人だらけでした。一般人としての常識すらありません。たとえば、公道を通って散歩に出たときに、重度障害者の車イスを知的障害や精神障害の利用者に押させていました。職員の補助もなかったので、とても危険だと思いました」

長女がフジ子さんの通っている障害者支援のデイサービスへマッサージのボランティアに行ったときのことです。利用者にマッサージしたあと、「あの人、C型肝炎のキャリアなの」と言われて驚いたこともありました。そういうときは手袋をしたり、感染防止の対策を取ったりしなければいけないはずです。長女は、その事業所の配慮のなさ、いい加減さ、レベルの低さに驚いたといいます。

そもそも職員が、利用者の障害についてしっかり把握していないことも驚きでした。長女が「あの利用者は普通に見えますが、障害者なのでしょうか」と聞くと、「さあ、わからないわ。知的か精神だと思うんだけど」という返事が返ってきました。個人情報だから教えてくれないのではなく、職員が本当に知らない感じだったそうです。

そこのデイサービス施設では菜園をやっていて、お昼ご飯には畑で採れた野菜を使ったメニューを出していました。そのことは素晴らしいのですが、ある日、畑で採れた玉ねぎと水仙の球根を取り違えて調理し、味噌汁に入れて出したそうです。食べてしまった人は病院送りになりましたが、そのときも家族には何の報告もなかったといいます。

作業所で焼いているパンから画鋲が出てきたり、フジ子さんがチャックで皮膚を挟まれてケガをしたりと、とにかく内情はめちゃくちゃでした。ただ、障害者支援の施設で働く人には、心が温かい人がいる気がしたと長女は言います。ボランティア精神の持ち主とでもいうのでしょうか。もちろんそうではない人もいましたが、素人ながら素敵な職員さんもいっぱいいたというのが、長女の感想です。

そんな思いがあったので、ケアのレベルには疑問を感じながらも利用を続けていましたが、ある日フジ子さんが大ケガをさせられました。職員がスリッパをつっかけたまま介助を行ったことが原因で、顔から転倒したフジ子さんは大量に出血したのです。

我慢ならなくなった長女が、「きちんとした介護をしてほしい」と施設長に直談判したところ、「木元さんは、うちでは手に負えません」と、利用を断られました。

さらにひどかった介護保険のデイサービス

しばらく経って、2ヵ所目のデイサービスに通うようになりました。そこの事業所は、介護保険と障害者支援と両方のサービスをやっていて（フジ子さんは障害者枠の利用）、スタッフ全員がヘルパー2級以上の有資格者でした。

しかし、利用してみるとがっかりしました。サービス提供責任者がジャラジャラと首からアクセサリーをぶら下げて、ジーパン姿で現れたのです。次女は、研修を受けたときに「アクセサリーは危ないから着けてはいけない、伸縮性がないジーパンは介護中に着用してはいけない」と習っていました。それなのに、そこのスタッフは不衛生に爪が伸びているなど、身だしなみからできていない人たちばかりでした。

長女の怒りは続きます。

「1回デイに行くたびに、忘れ物があったり他の人の荷物が紛れ込んできたりします。衣服も破損していることが何度もありました。尿取りパッドを毎回適当に当てられているので、車イスのクッションまで尿でグチャグチャに濡れて帰ってきます。明らかに長時間放置したままだったな、というのが見ただけでわかるようなずさんな介護です。そのうち、上半身まで着替えて帰ってくるようになりました。なぜかと思ったら、母を寝かせっきりにして放置しているから、尿で上半身まで汚れてしまっていたのです。母は筋力が弱いので、座っているだけでも大切なリハビリになります。だから家では、日中は座って生活させています。デイでも、寝かせないで座らせてくださいとお願いしていたのですが、〝こちらの都合で少し寝てもらいます。でも30分程度ですから〟と説明されました。

そのうち、デイの送迎車に乗せようとすると母が怖がるようになりました。そこで妹と話し合って、車イスにＩＣレコーダーを仕込んでみたのです。そうしたら、大変な状態であることがわかりました。まず、失禁を怒鳴るような声でなじられていました。みんなの前で、職員からイジメのようなからかわれ方もしていました。〝木元さん、リハビリなんてしているから足が痛いのよ！　あなたがそんなことしても無駄よ！　ねー、みんな？〟〝あっはっは〟みたいな感じです。それに30分どころか、2時間も寝かせきりで放置されていました」

このことが判明して以来、週2回、1日5時間利用していたデイサービスをやめました。現在、フジ子さんは居宅サービスを利用して、週2回ヘルパーに来てもらっています（1回1時間の入浴介助）。次女が毎日入れているお風呂の介助を週2回でも休めるようにするためです。

「レベルの低い介護がまかり通っている」

長女の憤りは、多くの家族介護者が感じていることなのかもしれません。

「総じて介護業界にいる人たちは、人を介護することに対して軽く考えている人が多いように感じます。元気な認知症の人を介護することはできても、重度の身体障害者を適切に介護できる人材がほとんどいないようです。私が知っている限りでは、ＰＴ（理学療法士）以外の介護職は、人間の体に対する知識があまりにも足りません。学ぼうという姿勢もありません。なまじ資格を持っているので、どこでも雇ってもらえると思っているのか、上から目線で〝介護してやっているのだからありがたく思え〟という態度の人が多いと思います。だから結局、母を守りたい、母に笑っていてほしい、母を大切にしたいと思ったら、家族がやるしかなくなるのです。私は今36歳、妹は34歳。20代からこの7年近く、ずっと介護に明け暮れてきました。それは、安心して任せられる施設がなかったからです。本当にプロと呼べる介護職がいないからです。母につらい思いをさせて施設に通わせるか、私たち家族が自分たちで看るか、どちらかしか選択肢がないのです」

ホームヘルパーをめぐる「質」の問題

私（東田）は、かつて介護雑誌の編集者時代、家族介護者の誌上座談会を開いたところ、「ファミリーレストランでヘルパーさんたちのグループと隣り合わせ、あけすけに語られる介護家庭の話に驚いた」と聞いたことがあります。

この話をした女性は、母親（80歳代、要介護4）を自宅で介護中でしたが、夫の会社を手伝っていたため、昼間は毎日、夕方は週2回ヘルパーを利用していました。隣の席のヘルパーたちは、利用者の家の中の散らかり具合や認知症の利用者のボケぶりを語り合って、大笑いしていたそうです。彼女は、「こんなことまで言いふらされているのか」と血の気が引く思いがして、自分の町で買い物がしたくなくなったと語りました。ホームヘルパーの質の向上が望まれる事例です。

ホームヘルパー（ここでは訪問介護員に限定します）は、利用者の住まいに上がり込んで体や財産に触れることを許されています。利用者を入浴させたり、オムツを交換したり、お金を預かって買い物をしたり、冷蔵庫を開けて料理をつくったり、金融機関で利用者がお金を下ろす手伝いをするのです。こうした親密な行為が、多くの場合、一対一の閉ざされた関係で行われます。そのため、ふと魔が差さないとも限りません。

日本ホームヘルパー協会では「ヘルパー憲章」として倫理規定を設けていますが、強い倫理観がなければ務まらない職業と言えるでしょう。また、容易に利用者宅の事情を知り得るため、高度な守秘義務が課せられます。

では、どのような人がホームヘルパーになるのでしょうか。ヘルパーの多くは、登録ヘルパーです。複数の訪問介護事業所に登録して、働いた分だけの時間給をもらいます。多くの訪問介護事業所が直行直帰（自宅から利用者宅へ往復し、事業所には寄らない勤務形態）でヘルパーの管理を行っていますから、時間の融通がきくのが最大の特長と言えるでしょう。

登録ヘルパーになるのは、8時から17時くらいまで拘束されるデイサービスでは働けない人、早番、日勤、遅番、夜勤と移行する入所系サービスの勤務シフトがこなせない人、集団で働くことが苦手な人、熱い思いがあって「やりすぎるな」と言われがちな施設サービスでは満足できない人などさまざまです。

訪問介護の中でいちばんクレームが出やすいのは、「掃除」だと言われています。他人の家に上がり込んで作業するので、ヘルパーは利用者の流儀に合わせなければなりません。要介護状態になっても頭がクリアな利用者は、自分がしてきたレベルの掃除を求めますから、「衛生が保てればいい」とする介護保険サービスの掃除ではなかなか満足してもらえないのです。

介護力や家事能力も、個々のヘルパーによって大きな開きがあります。同じ45分未満の生活援助を行うにしても、その間に洗濯も掃除も食事づくりもできる人がいる反面、洗濯と掃除しかできない人もいるのです。そうなると、利用者側は当然、できる人に来てもらいたいと思います。介護保険制度上は利用者側からヘルパーを指名できないのですが、ケアマネジャーに「ヘルパーを替えてほしい」という依頼が入るのは日常茶飯事です。

では、質の高いヘルパーを派遣してもらうには、家族介護者はケアマネジャーやサービス提供責任者にどう働きかければいいのでしょうか。ある訪問介護事業所でサービス提供責任者に苦労話を聞いたとき、こう打ち明けられたことがあるので参考にしてください。

「いちばん頭を使うのは、大雑把な援助でも気にしない利用者に〝できる〟ヘルパーを回さないことです。登録していても使えないヘルパーはたくさんいますから、大雑把でもいい利用者が出たら、ここぞとばかりに〝できない〟ヘルパーを回します。逆に、要求が細かい利用者には〝できる〟ヘルパーを回さざるを得ないですね」

利用者とヘルパーの「癒着」という問題

訪問介護事業所の管理者やサービス提供責任者が頭を悩ませる問題の一つに、利用者とヘルパーとの「癒着《ゆちゃく》」があります。利用者とヘルパーが親密な関係になると、「ついでに、○○をして」と頼める関係が生まれるのです。

「杓子定規ではなく、融通が利いたほうが利用者にとってもいいのではないか」と思う人がいるかもしれません。しかし、こうした関係は次第に馴れ合いになり、甘えからくるさまざまなトラブルを生む温床になります。

ヘルパーは訪問介護の時間内に仕事を完結させなければならないのですが、「あれを買ってほしい」「じゃあ、私が買い物のついでに買って、あとで届けてあげる」という関係になると危険です。それでお駄賃をもらうヘルパーもいるそうですが、密室の関係ですから気づかれません。ヘルパーが田舎に帰ったときのお土産を利用者にあげる、利用者はそのお礼に金品を渡す、となると両者の関係はズブズブになります。

事業所によっては、密接な関係にならないよう、定期的にヘルパーを交替させるところもあるようです。次のヘルパーに金品を渡し、「前の人は受け取っていた」という利用者のひと言で「不正」が明らかになることもあります。また、訪問介護の時間ではないのにヘルパーの軽自動車が利用者宅に停まっているのを通りかかったケアマネジャーが見つけ、不審に思って訪問したら利用者とヘルパーが親しそうにお茶を飲んでいたケースもあるそうです。

高齢になっても現役で働いている女性ヘルパーの中には、しっかり線引きができる人と、近所のおばちゃんになってしまう人がいます。後者は、「いつもろくなものを食べていないから」と、自分のつくった夕食のおかずを利用者宅に届けたりするのです。

親密になった利用者と電話番号を交換し、「今日は○時になってもいいですか」「いいです」と、勝手に訪問時間を変えてしまうヘルパーもいます。事業所に提出する訪問介護記録はヘルパーが書くので、つじつまを合わせておかれると気づくのは困難です。万一、利用者の容態が急変した場合などは、定刻通りに訪問していないと責任問題に発展します。

癒着は公私混同であり、一種のモラルハザードです。そして、その先には窃盗などの〝事件〟が待ち構えています。

2012年11月、東京都渋谷区で身の回りの世話をしていた高齢の姉妹の家からキャッシュカードを持ち出し、現金1050万円を引き出した女性（42歳）が逮捕されました。

容疑者は、渋谷区内の90歳と87歳の姉妹の家にホームヘルパーとして派遣されていましたが、約2年前に契約が終了したあとも週に数回訪ね、姉妹の身の回りの世話をしていたそうです。姉妹の親族が、姉妹が把握していない現金の引き出しがあることに気づいて被害届を出し、警察がATM（現金自動預払機）の防犯カメラの画像などから、容疑者による複数回の引き出しを確認しました。

姉妹は、キャッシュカードの裏に暗証番号を書いていたのです。「家に上がる人は、親しくて信用できる人」という思い込みがあったのかもしれません。ヘルパーによる窃盗事件は、発覚していないものも含めると、相当数あると言われています。

ショートステイにおける「ADLダウン」の問題

この章の冒頭で紹介した木元フジ子さんの長女と次女が、フジ子さんを施設に預けたがらず、在宅で頑張って介護していこうとしていたのには先に述べた以外にもわけがあります。長女が大学1年生のとき、曾祖母をショートステイに預けたことがありました。曾祖父が亡くなり、お通夜やお葬式で大変だったので、認知症がひどかった曾祖母を3日間だけ預けたのです。

すると、衝撃的な出来事が起こりました。たった3日間のショートステイで、曾祖母は骨が見えるくらいの大きな褥瘡をつくって帰ってきたのです。あまりにグロテスクなその床ずれを見た姉妹には、施設なんかに預けるものではないという思いが刷り込まれました。

その曾祖母は、その後１０４歳まで長生きをしたそうですから、褥瘡をつくった当時、終末期の低栄養状態だったわけではありません。ショートステイに入れると、ときとして在宅介護の妨げになるようなアクシデントに見舞われることもあるのです。

欧米でのショートステイは、家族が介護から解放されるレスパイト（休息）サービスと位置づけられています。わが国では、フジ子さん一家のように冠婚葬祭や家族の人手が足りなくなったときの緊急避難先でした。最近では月に何日と決めて予約を入れる「常連さん」で埋められてきたため、都市部のショートステイは常に満床で、申し込んでもなかなか取れません。そのため、ケアの質にクレームをつけると「イヤならほかへどうぞ」と開き直る事業所もあります。

ニーズがあるのにショートステイ用のベッドが足りないのは、どうしても空きベッドが出るからです。入所系のサービスは満床にして待機者がある状態になれば儲けが予測できますが、入院や死亡で一次的に空床ができると計算が外れます。ショートステイは、利用者が常に入退所をくり返している入所施設のようなものですから、空きベッドが出やすいのです。そのため、１００床の入所用ベッドと10床のショートステイがある施設が別棟を建てる際、１００床増床してもショートステイは併設しないという経営判断が働きます。

介護スタッフも、利用者の顔ぶれがくるくる変わるので大変です。「ショートステイの職員がいちばん気にしているのは、利用者の衣服や荷物の管理」「入所時に裸にして衣服や荷物を全部写真に撮り、入所中は施設の下着やジャージを着せて私物は使わせず、退所時に写真と見比べながら衣服や荷物を点検して帰すショートステイもある」といった笑えない話まであります。

ショートステイの最大の問題点は、多くの利用者が心身の状況をダウンさせて帰ってくることです。安全優先で何もさせないため、身体的にはＡＤＬ（日常生活動作）が落ちますし、精神的には居室に生活感がないため認知症が進行しやすいと言われます。

ショートステイを上手に利用できるかどうかは、在宅介護の成否を分けるほど重要です。長期利用すると本人も落ち着き、介護スタッフとのコミュニケーションも取りやすくなりますが、生活の場ではないので問題があります（長期利用は「ロングショート」と呼ばれますが、この呼び名自体が矛盾した用途を示しています）。

上手な家族介護者は、ショートステイの短期利用をくり返しながら、ゴールの見えない介護生活を乗り越えているものです。環境が変わることで低下したお年寄りの状態をその都度上げるのは大変なことですが、在宅介護には不可欠なサービスと言えます。

安全優先で「何もさせない」という問題

介護老人保健施設（老健）に入所していた小牧千鶴子さん（82歳、要介護3）は、ある日居室内のトイレに入ろうとして転倒しました。ドーンと大きな音がしたので、廊下にいた職員が見にいくと「痛い、痛い」と叫んでいたそうです。

すぐに家族に連絡が取られ、最寄りの整形外科病院を受診したところ、左の大腿骨頸部骨折と判明したため、ボルトを入れる手術が行われました。病院へ駆けつけた長男は、手術室の前で老健の介護部長からこう言われたそうです。

「千鶴子さんは勝手に歩き回られるので、迷惑していました。退院したら、車イスにさせてもらいます。そうでなければ、うちでは預かれません」

母親を家に戻されると生活が成り立たない長男は、「車イスで結構です。母には、歩かないようによく言っておきます。お手数をおかけしますが、ぜひ引き続き置いてください」と平身低頭して懇願しました。

これは、矛盾した話です。整形外科医がボルトを入れたり人工骨頭置換術を行ったりするのは、そうすれば患者が歩けるようになると判断したからであって、車イスに乗せるためではありません。長男は、「リハビリをして歩けるようにしてほしい」と老健に要求する必要がありました。しかしながら「預かってもらっている」立場では、強く出ることができないのが実情です。

人は生活するうえで、取り除けない危険（リスク）を抱えています。普通に暮らしている私たちでも、転んだりどこかにぶつかったりするのです。まして、歩行力の弱ったお年寄りであれば、転倒しないわけがありません。

いいケアができていない介護施設では、事故が頻繁に起こります。そして、そのような施設ほど「安全のために」という名目でお年寄りを抑制するのです。抑制にはフィジカル・ロック（身体拘束）、ドラッグ・ロック（薬による過鎮静）、スピーチ・ロック（言葉で叱りつける）があります。これらはどれも介護施設では禁じられている行為なので（入所者の生命または身体を保護するため緊急やむを得ない場合を除き）、見つけたら告発しなければなりません。

心ある施設では、エレベーターボタンのカバーや暗号化も抑制と見なして廃止しているほどです。家族介護者が施設ケアの良し悪しを見分けるいちばん簡単な方法は、玄関の自動ドアが内側から開くかどうかを試してみることだと言われています。それによって、その施設が利用者を自由に歩き回らせているかどうかがわかります。

転倒が心配なお年寄りであれば、歩かせないのではなく、転んでも骨折しない環境づくりが必要です。クッション性のある床材を使ったり、フロアマットを敷いたり、大腿骨の出っ張り部分にパッドを入れるポケットが付いた「骨折予防パンツ」をはかせたりすることで、骨折の可能性は大幅に低くなります。これらは、在宅介護でも役立つ工夫です。

安全優先でお年寄りに何もさせない介護現場ほど、有害なものはありません。そのような施設では、お年寄りが廃用症候群を引き起こすからです（廃用症候群については、第7章で詳述します）。

私は常々、介護の実用書を書くときに「いい施設とは、開かれた施設とほぼ同義語である」と書きます。生活に伴うリスクにはチャレンジして、お年寄りがお出かけを楽しんだり、自由に歩き回ったりできる施設が理想的です。その代わり家族介護者側も「開かれた施設であってほしいから、ある程度のリスクは覚悟する」という姿勢でなければなりません。

そのような施設を見分けるポイントをいくつか挙げておきます。

- 利用者の表情が明るく、見学に慣れているか。
- 廊下やフロアに清潔感があり、整理整頓がなされているか。
- 入所者が日中居室にこもらず、リビングルームや共有スペースに人が多いか。
- 車イスのままで一日をすごさず、少なくとも食事のときは椅子に移乗しているか。
- 地域との交流があり、ボランティアが出入りしているか。

●行事予定表にお出かけ（外食、花見、ピクニックなど）が組み込まれているか。

なくならない介護施設での虐待事件

介護サービスの質が低い事業所が多いことと同等に扱っていいものか迷いますが、高齢者への虐待が後を絶ちません。2016年2月5日、厚労省は2014年度の高齢者虐待件数を発表しました。家族など養護者によるものは約1万5000件台でほぼ横ばい、施設従事者によるものは300件で過去最多でした。

これまでに起こったおもな虐待事件を振り返ってみましょう。

2005年2月、石川県のグループホームで、虐待致死事件が起こりました。84歳の女性入所者が、夜勤の職員（28歳、男性）から石油ファンヒーターの熱風を当てられ、やけどによるショック死を起こしたのです。

この男性は無資格で、夜勤専門のパート職員でした。事件の1年3ヵ月前から週3回夜勤を担当し、1人で12人の入所者のオムツ交換などに当たっていました。

警察の調べによると、男性は入所者が「寒い、寒い」と言うのに腹を立て、両ひざを抱えるような格好で座らせた入所者に小型のファンヒーターを近づけて、服の上から熱風を当て続けたのです。死亡した入所者は、11ヵ月ほど前にこのグループホームへ入りました。14人の入所者の中で、いちばん認知症が重かったそうです。

その後、殺人の罪に問われた男性は金沢地裁で懲役12年（求刑は懲役13年）の判決を受けました。被告側は「（犯行時は）逆上していたので、死ぬかもしれないとは頭の中に浮かばなかった」と殺意を否認し、控訴しました。最終的に名古屋高裁金沢支部が下したのは、懲役10年の判決でした。

2006年8月、千葉県香取市の特別養護老人ホームでの虐待事件が明るみに出ました。事件が起こったのは前年10月17日の夜、93歳の男性入所者が、トイレ介助をしていた非常勤の男性職員（24歳）から脇腹を3発殴られたのです。2日後にこの入所者の入浴介助をした別の職員が内出血の跡を見つけ、上司に通報しました。施設側の調査に対し、男性職員は「介護中に激しく抵抗されたため、我を忘れて殴った」と事実を認め、依願退職しました。

被害にあった入所者は、認知症のため排泄や入浴など日常生活全般にわたって介助が必要な状態でした。加害者の男性はヘルパー2級の資格を持ち、2年前からこの施設に勤務していました。事件があった特養は千葉県に事故報告書を提出し、入所者の家族に謝罪した上で、施設長ら3人を減給処分にしています。

2014年から15年にかけて、積和サポートシステム（メッセージと積水ハウスとの合弁会社）が運営する「Sアミーユ川崎幸町《さいわいちょう》」（介護付有料老人ホーム）で、不可解な事件が起こりました。２０１４年11月４日に87歳の男性入居者（要介護３）が４階のベランダから転落死、同年12月９日に86歳の女性入居者（要介護２）が４階のベランダから転落死、同年12月31日に96歳の女性入居者（要介護３）が６階のベランダから転落死と、３件の転落死が相次いで起こったのです。

いずれも未明の時間帯で同一職員が夜勤を担当していましたが、警察では事件性なしと判断しました。その男性職員（23歳）は２０１５年５月に施設内での窃盗の疑いで逮捕され、懲戒解雇されています。公判における検察側の主張によると、マスターキーを持ち出して居室に出入りし、19人の入居者から現金や貴金属を盗んだという悪質なものでした（判決は懲役２年６ヵ月、執行猶予４年）。

２０１６年２月16日、男性職員は神奈川県警に最初の転落死事件の殺人容疑で逮捕されました。入居者を故意にベランダから投げ落とした容疑です。３月４日には２番目の転落死事件の殺人容疑、３月25日には３件目の転落死事件の殺人容疑で再逮捕され、横浜地検は３件の殺人罪で起訴しました。

報道によると、男性職員は取り調べに対して「介護の仕事にストレスがたまっていた」と供述し、犯行を認めているそうです。現在、メッセージはＳＯＭＰＯホールディングスに買収され、施設名は「そんぽの家」に変わっています。

虐待は、あってはならないものです。しかし、現実に起こっています。利用者の立場から、介護施設で虐待に遭わない方策（回避策）はとれないのでしょうか。これは交通事故と同じように、完璧に回避する方法などないのですが、読者の皆さんに知っていただきたいことが一つだけあります。小規模施設における一人夜勤はきわめて過酷な仕事であり、介護業界では「いじめに近い」と言われていることです。介護職自身が虐待を受けているようなものですから、いつ爆発しないとも限りません。

ついでに言えば「一人夜勤はどこにでもある」と言うのは、「いじめはどこの小中学校にもある」と言っているのと同じです。利用者が危険を回避したいのであれば、夜勤者の負担を軽減する態勢をとっている施設を探す必要があります。近くに同僚がいない状態で、職員が一人で夜勤をしている施設は危険です。

しかし、大部分の施設が一人夜勤をさせている以上、そのような施設であっても利用せざるを得ない現実があります。

第６章

素人には絶対わからない！

良心的な介護施設をみつける方法

「いい介護現場と悪い介護現場とを、見分ける方法があれば教えてほしい」と、多くの人が思っています。そこで役立つのが、この章。見るべきポイントさえわかれば、見学するだけで介護施設の良し悪しは一目瞭然です。介護のレベルの違いを知ると、愕然とすることと間違いありません。

介護保険制度が始まる前から、「いくらいい制度をつくっても、国がその制度で何をやるかわかっていなければ、何の役にも立たない」と言い続けてきたのは、「生活とリハビリ研究所」代表で理学療法士の三好春樹さんです。介護保険制度でやるべきことといえば介護に決まっているのですが、「じつはその介護が何なのか、いまだにわかっていない」と三好さんは言います。

たとえば、脳血管障害を起こして急性期の病院に入院したお年寄りがいたとします。意識が戻ると食事は鼻からチューブ、排泄はオムツ、入浴は禁止されて看護師による清拭《せいしき》（体をふいて清潔にすること）です。

回復期になっても、なかなか自分の口からは食べさせてもらえません。尿意や便意を感じてもトイレではなくオムツへの排泄を強いられ、入浴はストレッチャーで入る機械浴になります。

病院では治るまでの期間我慢を強いられたとしても、介護はこれではいけません。寝たままの食事、寝たままの排泄、寝たままの入浴から、長年続けてきた生活習慣へ戻すのが介護です。自分の口から食べ、トイレで排泄し、気持ちよくお風呂に入ってもらう必要があります。

ところが、これができない介護現場が多いのです。「自分の口から食べてもらう方法」「トイレで排泄してもらう方法」「普通のお風呂に入ってもらう方法」を知りません。つまり、多くの介護現場では、「介護が行われていない」のです。

では、日本の多くの介護現場では、何が行われているのでしょうか。そこでは、手抜きによる「後始末」が行われています。

この章では、三好春樹さんが提唱する生活リハビリに基づいた「あるべき介護」を紹介します。「あるべき介護」と「後始末」との違いを知ることは、介護施設を選ぶ場合でも、在宅介護を行う場合でも、とても大切です。みなさんはこの章で、介護の良し悪しを見分ける目を養ってください。

施設の介護力を見分けるには

介護施設を見学するとき、多くの人は建物や設備が立派かそうでないかに着目します。

ホテルのような豪華な内装が施されていると、手厚いケアが受けられそうな気がするのです。逆に、民家を使ったデイサービス（宅老所と呼ばれます）などはみすぼらしく見えて、親や配偶者を預けるのが心配になります。

しかし、大切なのは外見ではありません。そこでどんな介護が行われているかが、外見よりもはるかに大切です。特に、食事、排泄、入浴（これを三大介護と言います）がしっかりできているかどうかを見極める必要があります。

とは言っても、食事介助はともかく、排泄介助や入浴介助を見せてもらうことはできないでしょう。そこで、施設に置かれた介護用品を見ることで、その施設の介護力を見極める方法を紹介します。

基本となるのはベッド、食堂の椅子とテーブル、車イス、入所施設の場合は居室の私物の量です。これらのどこをチェックすればいいのか、順に解説します。介護用品の良し悪しを知ることは、施設選びのヒントになるだけでなく、在宅介護における介護用品選びにも役立つことでしょう。

●ベッド

医療用のベッドは、処置をするとき両側から手が届くように幅が狭く、医師や看護師が腰を痛めないような高さに設定されています。介護用品は医療用品から生まれたものが多く、ベッドもかつての介護現場では医療用が使われていました。

幅が狭くて寝返りが打てず、高くて降りられないベッドでは、必然的に寝たきり生活が続きます。すると筋力が低下し、使わない関節が拘縮《こうしゅく》を起こすのです。そのため入院が長引くと、それまで普通に歩行できていた人が寝たきりになります。

こうした症状が出ても、若者ならリハビリで短期間の回復が望めますが、お年寄りの場合は、一度低下した機能を回復するのは大変な困難が伴います。実際、入院がきっかけで寝たきり生活になるお年寄りは少なくありません。そのきっかけをつくるのが医療用ベッドなのです。

残念なことに、こうした医療用ベッドをそのまま利用している介護現場もあります。いい介護施設は、医療用ではなく介護に適したベッドを選んでいるので、ベッドを見ればその施設が提供する介護のレベルがわかるのです（図7参照）。

介護用ベッドは、まず十分な幅がなければなりません。良し悪しを見るときは、マット幅が100cm以上あるかどうかを調べてください。測るときは、必ずマット幅を測ることです。施設のベッドは周りに余計な柵をつけるため、マット幅はベッド幅より7〜10cm狭くなっています。

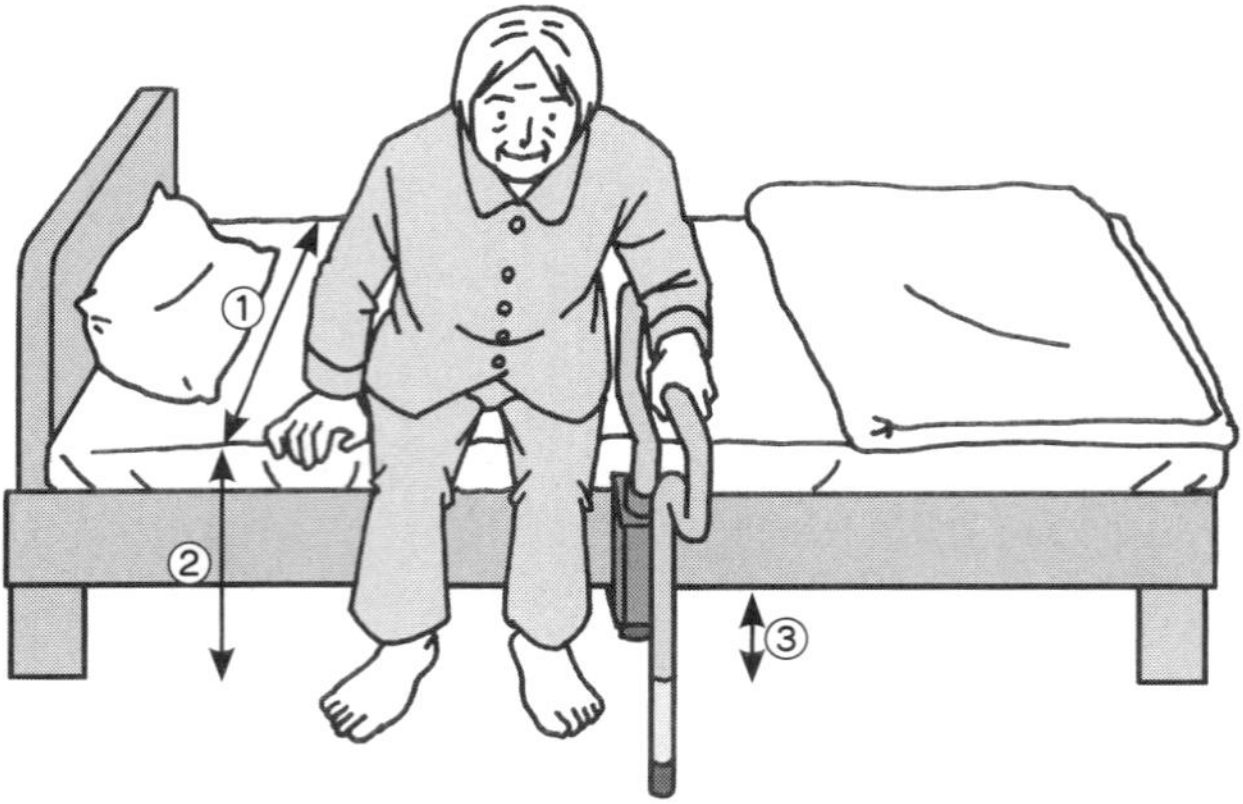

図7　ベッドの高さと幅を測らせてもらう

①ベッドに十分な幅（100㎝は必要）があるか、②マットから床までの高さがひざから下の長さと合っているか、③足を引ける空きスペースがあるかを調べます。

（『完全図解 新しい認知症ケア 介護編』〈著：三好春樹　編集協力：東田勉〉206ページより転載）

幅が100㎝あると（大柄な人ならもう少し広いほうがいいのですが）、虚弱なお年寄りでも自力で寝返りが打てます。100㎝幅は一般のシングルベッドなのですが、介護用ベッドだとなぜか「幅広」という指定が必要です。

自力で寝返りを打たなくても、電動で背上げ（ベッド起こし）ができればいいだろうと考えがちですが、起き上がる力のある人が電動で背上げをしてはいけません。お年寄りが機械の力に頼っていると、やがて寝たきりになってしまいます。体に残された機能を生かすためにも、日中をベッドですごさないためにも、電動の背上げ機能は使わないことです。

時折、褥瘡ができないようにと、ベッ

ドの上に柔らかい低反発のエアマットを敷いている施設を見かけます。これは介護を知らない施設です。エアマットがあると寝返りが打ちにくいので、かえって褥瘡ができます。幅の狭いベッドとエアマットがセットになると、寝返りを封じられたお年寄りは褥瘡への道を歩むのです。介護用ベッドはまず広く、次に上を歩けるくらいマットが硬いものを選びましょう。

電動で上下に動くハイ・ロー機能はあっても構いません。上下に動かすことができると、ベッドの高さ（マットから床まで）をお年寄りの下腿長《かたいちょう》（ひざから下の高さ）に合わせることができます。ひざから下の高さというのは、椅子と同じ高さです。このくらいベッドを低くしておけば、お年寄りが楽に立ち座りできますし、万一落ちても大きなケガになりません。したがって、ベッドの周りを落下防止用の柵で囲む必要はないのです。ベッドの高さがかなり高く、柵で囲まれている施設には気をつけましょう。お年寄りを拘束している恐れがあります（柵で囲むこと自体が、すでに拘束になっています）。

ベッドに腰掛けたお年寄りが立ち上がるためには、足が後ろに引けなくてはなりません。ベッドの良し悪しを見る最後の要素は、ベッドの下に足が引ける空間があるかどうかになります。

●食堂の椅子とテーブル

入所施設にしても通所施設にしても、どんな椅子を使うかはとても大切です。特に食事をするときに使う椅子とテーブルを見ると、日頃どんな介護をしているかがよくわかります。

介護施設で使われる椅子は、次のような条件が必要です。

深く腰かけられること、背もたれが付いていること、座位が不安定なお年寄りにはひじかけが付いていること、簡単にひっくり返らないくらい重いこと、立つときに足が引けること、などです。

さらに、安定した座位を保つには、両足をかかとまでしっかり床に着ける必要があります。日本のおばあさんの平均的な下腿長は38㎝くらいですが、市販の椅子は座面の高さが42㎝くらいなので足の裏が着きません。高さの低い椅子を選ぶか、椅子の脚を切ってある施設がいい介護をしている施設です。

入所施設で同じ椅子を同じ人が使うのなら、椅子の脚は使う人の下腿長に合わせて切る必要があります。デイサービスなど日によって利用者が変わる施設であれば、36、38、40㎝と3種類くらいの高さの椅子を用意して、色分けしてあれば申し分ありません。在宅で介護を行うなら、使う人の下腿長に合わせて椅子の脚を切るのは当然です。

そこまではできないため、椅子の下に足台を置いて足の裏が着くようにしている施設もあります。これは、「あるべき介護」の原理を理解していると考えていいでしょう。
介護施設にあるテーブルは、お年寄りが前かがみの姿勢になって食事ができるよう、十分に低くなければなりません。椅子に座ってテーブルに向ったとき、テーブルがおへその位置にくるくらいが理想的です。市販のテーブルでは高すぎるので、テーブルもまた脚が切ってあるかどうかが、施設の良し悪しを見分けるポイントになります。施設によっては、写真1のように高さを変えられるテーブルを導入していますが、これは高齢者介護をよく理解している施設です。

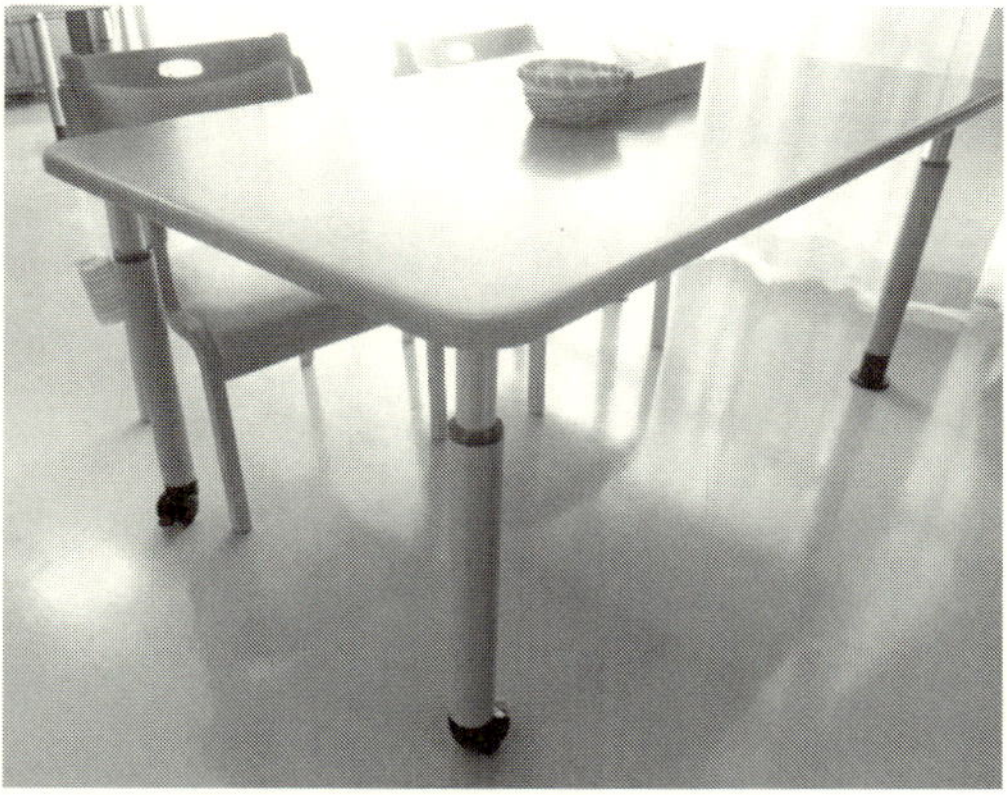

写真1　高さを変えられるテーブル
（介護老人保健施設　志木瑞穂の里）

食事中の姿勢は、図9を参照してください。

●車イス

車イスには、「座る」「移動する」という機能のほかに、「移乗する」という要素があります。移乗とは、ベッドから車イスへ、車イスからトイレの便座などへ乗り移ることです。この移乗動作がスムーズにできないと、介護者もお年寄りも苦労します。

介護施設で使われている車イスを見るときは、移乗しやすい車イスを使っているかどうかを見てください。移乗しやすい車イスとは、次のようなものです。
①アームサポート（ひじかけ）が簡単に取り外せること。移乗する側のアームサポートを外すと、移乗介助が格段にしやすくなります。
②フットサポート（足台）も簡単に外せること。移乗のときにお年寄りが足をひっかけてしまうことがあるので、外せるタイプが安全です。
このほか、車輪も外せて車軸の位置を変えられると、乗る人に合わせた調整がしやすくなります。

このように、部品の着脱ができるモジュール式の車イスを使っているのは、移乗に力を入れている施設です。言い換えれば、車イスに座らせっぱなしにせず、こまめに椅子やソファーに移乗させている施設と考えられます。在宅介護では、介護保険で車イスをレンタルできるので、モジュール式を選ぶといいでしょう（図8参照）。

もう一つ、介護施設で使われている車イスを見る場合、ぜひ見てほしいのはレッグサポートです。これは、座ったときにふくらはぎの位置にくるベルト状の布で、マヒしてブラ

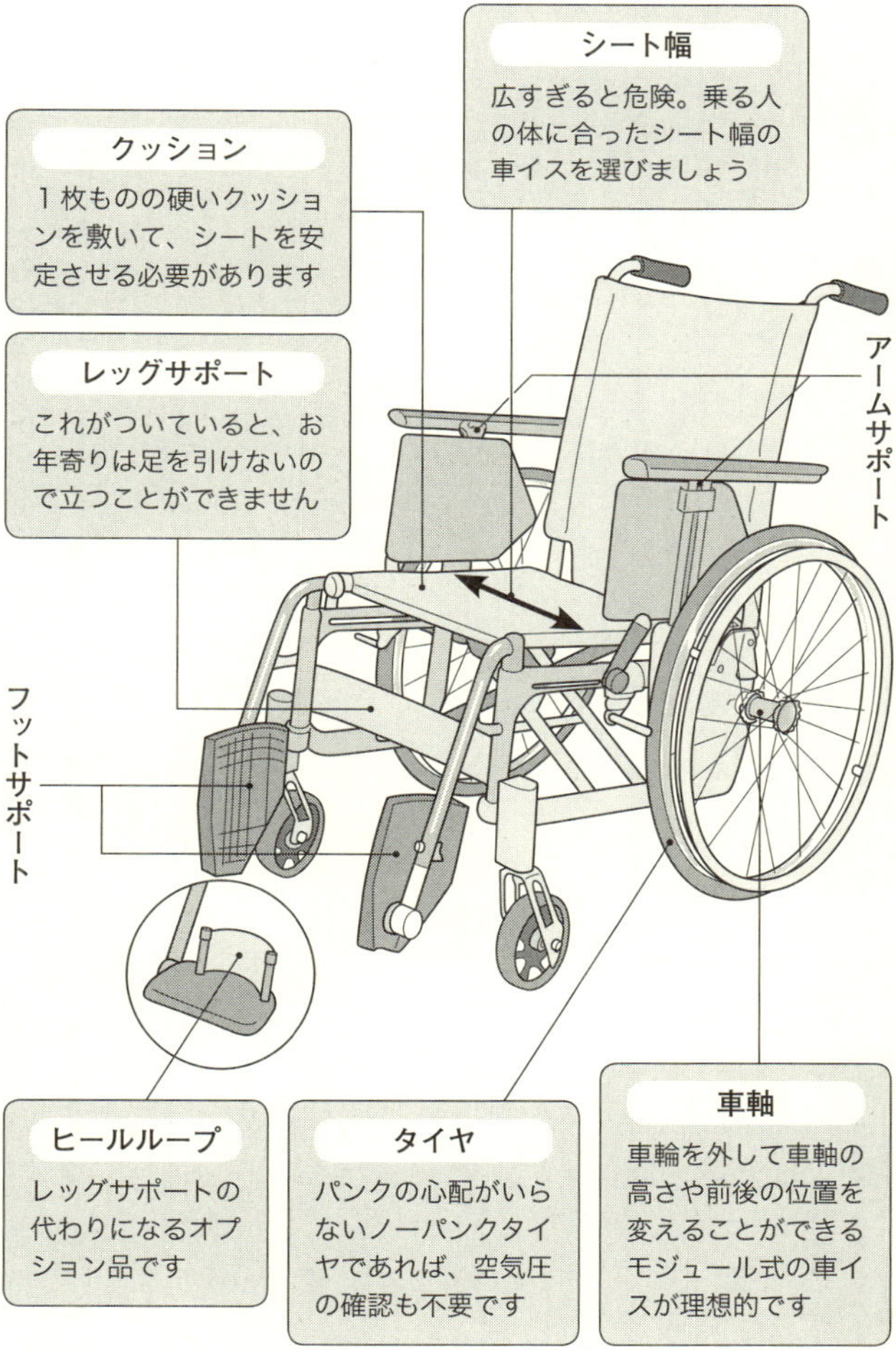

図8　車イス選びのポイント

（『完全図解 新しい認知症ケア 介護編』〈著：三好春樹　編集協力：東田勉〉211ページより転載）

ブラした足が後ろに落ちないように支える役目を果たします。当然、足がブラブラしている人にしか必要ないのですが、購入するとどの車イスにもついているので、そのまま使っている施設が多いのです。

レッグサポートを全部の車イスにつけている施設は、あるべき介護を知らないのかもしれません。これをつけていると、足を後ろに引けないのでお年寄りに立つなと言っているのと同じです。職員は腰を痛め、お年寄りは自立から遠ざけられている可能性があります。

●入所施設の場合は居室の私物の量

特別養護老人ホーム（特養）やグループホームなど、お年寄りがそこで暮らす介護施設を見学する場合、居室にどれだけ私物があるかを見てください。

衣類の入ったタンス、亡くなった配偶者の遺影や位牌、息子や娘一家の写真、過去のアルバム、孫が旅先から買ってきたお土産、好きな芸能人のカレンダー、長寿のお祝いに自治体からもらった表彰状……。こうした私物であふれた居室がいくつかあれば、そこはかなりいい介護施設です。

「他人のものを持って行く入所者がいて、トラブルになるから」と私物の持ち込みを制限する施設がありますが、それではいけません。私物をめぐるトラブルが起こったら、職員が調停すればいいだけの話です。

特に認知症のお年寄りは、私物がないと見当識（ここがどこで、自分が誰であるかなどを正しく認識する機能）が保てません。お年寄りに落ち着いてもらいたいとき、私物は、「いちばん役立つ介護用品」になります。

正しい食事ケアが行われているか

食事は単なる栄養補給ではありません。鼻からチューブを入れる経鼻経管栄養やお腹に穴をあける胃瘻《いろう》を行っている医師や看護師は、「元気になったら、また口から食べられますよ」と言うかもしれませんが、人は「口から食べるから元気になる」のです。

実際のところ、いったん経鼻経管栄養や胃瘻の処置をしたお年寄りが再び口から食べられるようになるケースは、残念ながらごくわずかしかありません。多くの病院や介護施設は、食事介助より手間のかからない経鼻経管栄養や胃瘻を好むため、わざわざチューブを外すための訓練などしてくれないのです。

年をとるとさまざまな楽しみがなくなり、食べることだけが生きる楽しみになっているケースが多々あります。その楽しみを奪ってはいけません。施設を選ぶときは、口から食べることにこだわってくれるところを選びたいものです。

口から食べるためには、正しい姿勢で座らなければなりません。ベッドで食事を食べさせないこと、食堂のテーブルまで連れて行くこと、車イスから食堂の椅子に移乗させることは介護職が行うべき最低限のルールです。

特に、車イスで食事をしているお年寄りの率が少ない施設は評価できます。車イスは移動するための道具なので、背もたれとシートに傾斜があり、体が後ろに傾くようになっているのです。そのため、安全に食事をするには欠かせない前傾姿勢がとりにくいという難点があります。車イスのまま入店して食事ができるレストランは「介護に優しい」と評価されますが、介護施設では普通の椅子に移乗させてくれるほうがいい施設であることを知っておきましょう。

食事風景は比較的多くの施設が見学させてくれるので、正しい姿勢に導かれているかど

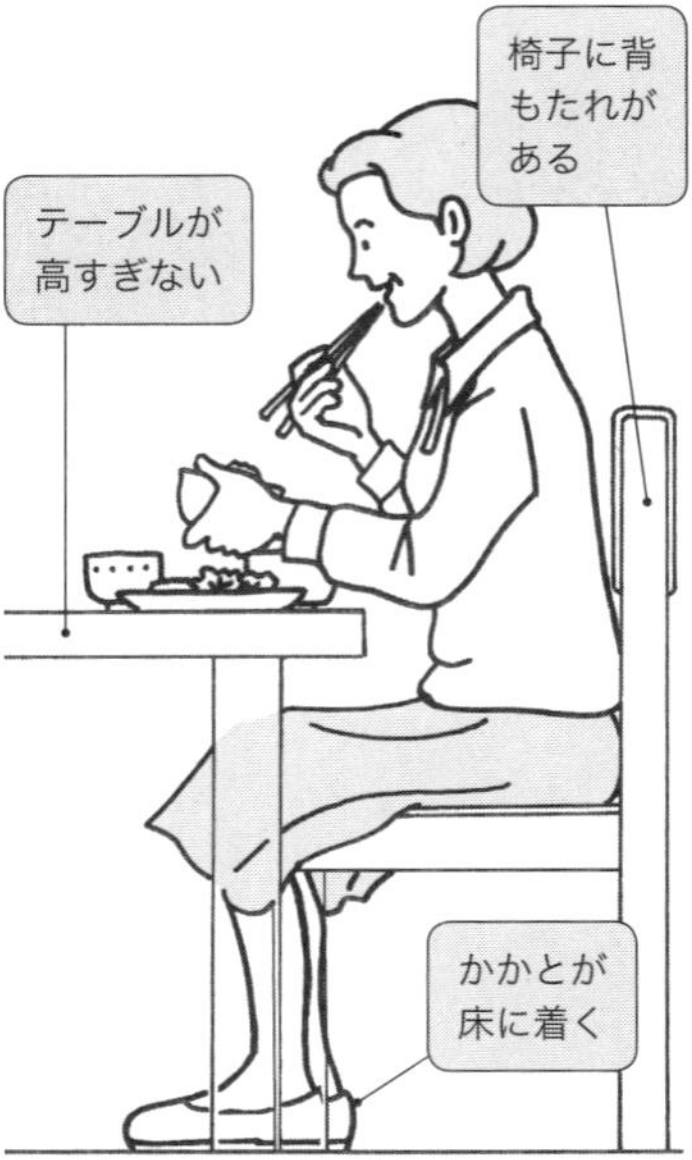
椅子に背もたれがある
テーブルが高すぎない
かかとが床に着く
図9　正しい食事姿勢のポイント
(『在宅介護応援ブック 介護の基本 Q&A』〈著:三好春樹　編集協力:東田勉〉52ページより転載)

うかを観察するいい機会です（図9参照）。施設の人は、何を食べているかを見せたがりますが、それよりもどう食べているかを見ましょう。テーブルが高すぎず（おへその高さがベスト）、両足がかかとまで床に着いた姿勢で食事ができているでしょうか。食べこぼし用のエプロン（図10参照）を多用している介護現場は要注意です。これを使う前に、食べこぼさないように前傾姿勢へ導かなければなりません。

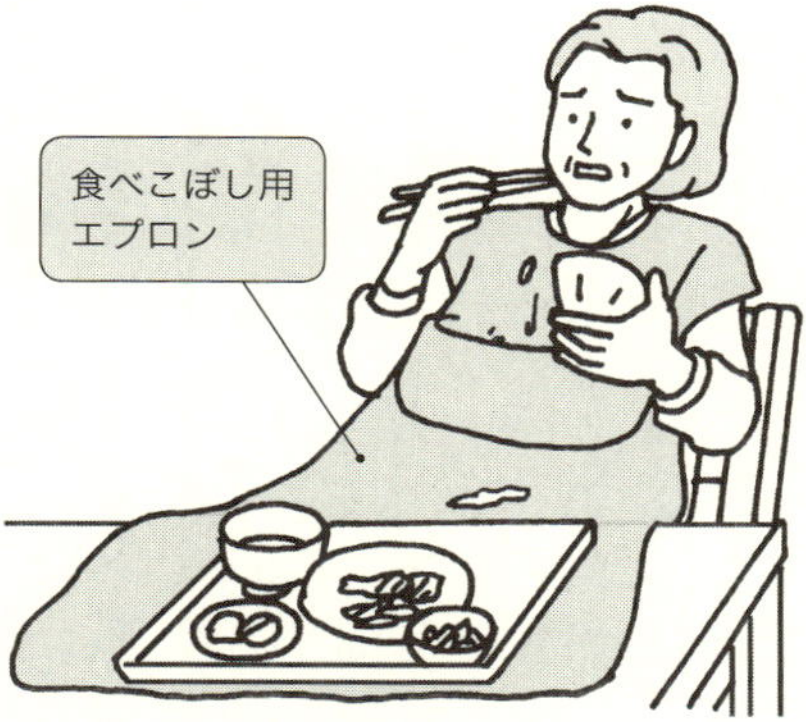

図10　食べこぼし用エプロン

（『完全図解 新しい介護 全面改訂版』〈監修・編著：大田仁史・三好春樹　編集協力：東田勉〉135ページより転載）

次に、できるだけ自分で食べてもらう必要があります。つまり、安易にスプーンで口に入れないことです。自分で食べるから食事がおいしいことは、ビールを飲むときをイメージすればよくわかります。自分でジョッキを持ってゴクゴク飲むのと、人から口に流し込んでもらうのとでは、どちらがおいしいでしょうか。同じものを食べていても、口に入れてもらうと「おいしさが半減する」ことを知っておきましょう。

食事介助とは、食べ物をスプーンで口に入れることではありません。あるべき食事介助とは、本人が自分で食べられるように工夫をすることです。いい介護施設は、「正しい姿勢に誘導する」「そのお年寄りが食べやすい食形態で出す」「手が不自由なお年寄りには自助具を用意する」などの工夫をしてくれます。

食事を口に入れてあげなければならないお年寄りには、①前傾姿勢になる、②介護者はお年寄りの横（利き手側）に座る、③下から食べ物を口に運ぶ、の3つが守られていることが必要です。こうすれば、お年寄りが元気なころ自分で食べていた動作を再現することができます。

介護職が、家族のようにお年寄りと一緒に同じものを食べているのはいい施設です。介護職が同じものを食べながら見守ると、別室で食べる倍の時間がかけられます。

よくない食事ケアをしている介護施設では、1人の職員が複数のお年寄りの口に食べ物を運んでいます。それを立ったままで行っているのは、かなりレベルが低い介護施設です。上から食べ物がくると、のけぞって誤嚥を起こしやすくなるので厳に慎まなければなりません。

見学や観察ではわかりにくいことですが、いい介護施設で行われているその他の食事ケアを列挙しておきます。

●初回利用時に、病院や前任のケアマネジャーなどから「ミキサー食」「刻み食」などと食形態についての申し送りがあっても、それを鵜呑みにしない。常食やソフト食などいろいろ試してみて、そのお年寄りに合った食形態を探ってくれる。
●食べないときは、好物を投入する。「出前、外食、パーティー」は、食欲不振を解消する三種の神器。
●食べない原因が、「お腹がすいていないから」ということもある。「日中を活動的にすごす」「お腹がすくまで待つ」など食欲が出るような対応をしてくれる。
●神経質でないおおらかな環境をつくる。たとえば、認知症が重くなっても箸は長く使え、箸が使えなくなるとスプーンやフォークも使えなくなる。そんなときは介護職が食べ物を口に運ぶのではなく、手づかみ食べを容認する。自分で口から食べるのであれば、形式を問わない。

正しい排泄ケアが行われているか

食事の次は、排泄です。

世の中には、オムツが必要な人がいます。赤ん坊以外では、意識のない急性期病院の患者さん、脊髄損傷などで下半身マヒや四肢マヒになった人たちです。

それ以外の人には、排泄ケアが行えますからオムツはいりません。排泄ケアとは、トイレに連れて行くことを意味します。オムツ交換は、介護ではなく「後始末」です。

では、がんや認知症や老衰になったお年寄りのオムツは、仕方がないのでしょうか。そんなことはありません。正しい介護ができれば、亡くなる前の数日間以外、オムツのない生活が送れます。

大田仁史さん（茨城県立医療大学名誉教授）は、あるアンケートにこう答えています。

「介護において最低限守るべき譲れない線は、意識がはっきりしている人はトイレに連れて行く、ということです。夜間、オムツを交換に来てくれるサービスがありますが、人の尊厳を守るという意味においては、何の役にも立っていません」

これを実現するためには、どんな働きかけをすればいいのでしょうか。介護事業者は、最初の契約時にアセスメント（課題分析）を行います。これは利用者が抱えている問題を探り、本人や家族の希望を聞き取るものです。このとき、

「母（父）は以前から、意識のあるうちはオムツにしないでほしいと言っていました。あなたの介護現場では、トイレへ連れて行ってくれますか」

と尋ね、前向きな返事をしてくれた事業者と契約しましょう。正しい排泄ケアができない事業者は、お年寄りを認知症へ追い込むからです。

オムツへの排泄を強制されると、人は想像を絶する不快感を味わうことになります。お年寄りは、自分の皮膚感覚を消すことによってしか、この不快感から逃れられません。しかし、人は都合の悪い部分だけわからなくなることはできないのです。陰部の周辺は特に敏感な部分ですから、人はこの感覚を消すために無意識のうちに「全てがわからなくなる道」を選びます。こうして「オムツが認知症をつくり出す」のです。

トイレへ連れて行くためのハードルは、そう高くありません。尿意や便意が訴えられないお年寄りでも、落ち着かない雰囲気になるので、慣れれば様子で気づけます。何かにつかまって20秒くらい立っていられるお年寄りであれば、介護職が一人でパンツの上げ下ろしができるはずです。そうなると、車イスで入れる洋式トイレさえあれば、外出も旅行もできることになります。

そのときは、家や施設の中だと布パンツと尿取りパッドの組み合わせで十分だったお年寄りでも、紙製のパンツタイプのオムツと尿取りパッドの組み合わせを使いましょう。

この使い方ができれば、オムツは外出や旅行の武器となります。

いい介護施設はオムツ外しに取り組んでいる

介護の世界には「排泄最優先の原則」という言葉があります。お年寄りが便意や尿意を訴えたら、介護者はしていることをいったんやめて、トイレへの誘導を優先的に行うべきだという意味です。いい施設はそれを実行していますが、この考え方は在宅介護であっても役立ちます。

特に、排便のタイミングを逃してはいけません。便意を我慢する生活を続けたお年寄りは、認知症の発症にも深い関わりのある慢性便秘に陥ります。便秘には、大腸の調子が悪くなって起こる大腸性便秘と、直腸の排便反射が抑えられたために起こる直腸性便秘があり、お年寄りの便秘の大部分は直腸性便秘です。

便秘の問題は、認知症の介護と深い関わりがあるので、知っておくといつか役立ちます。自然な排便には、①直腸の収縮力、②腹圧、③重力の3つが必要です。このうち②と③は、便器に座って踏ん張っているときに最大限引き出せます。①は自力で引き出すことはできず、便が直腸に送りこまれたときにしか起こりません。便意を感じたとき、つまり直腸が収縮したがっているタイミングを逃すと、お年寄りは頑固な便秘となり、やがて不快感から認知症の行動・心理症状を引き起こすようになるのです。

したがって、お年寄りから便意を訴えられたら、いかなる状況にあってもトイレかポータブルトイレに誘導する必要があります。すでに便意を感じなくなって訴えがない場合、直腸の収縮がもっとも起こりやすい朝食後のトイレ誘導を習慣化しましょう。根気よく続けていれば、だんだん便意が戻ってくるものです。

介護現場であれば排便表をつけて排便を予測し、定期的に便座に座ってもらいます（男性でも）。排便がなくても排尿があればよしとして次のタイミングを待てば、やがて排便してもらえるのです。

それでも、世の中には「排泄介助＝オムツ交換」だと考えている介護現場がたくさんあります。最悪の介護現場では、全員一律にオムツを当て、定時交換しかしてくれません。「人手が足りないから」「勝手にトイレに行かれると危ないから」という理由で「社会的オムツ」を強要してくる施設は、利用しないことです。

「うちでは、排泄ケアに力を入れています」と言いながら、下剤、浣腸、摘便《てきべん》（肛門から指を入れて便をかき出すこと）に頼っている介護現場も少なくありません。これらは、オムツの中の便を処理する「後始末」と大差がない方法です。自然なトイレ誘導を行わないために生じた「便秘という結果に対する後始末」であるとも言えます。

「車イスでトイレに連れて行っても、パンツを下ろす間立っていられない人にはオムツを使う」という介護現場もあるでしょう。しかし、そんなお年寄りでもポータブルトイレを図11のように配置すれば、立たずに腰を浮かせるだけで移乗できます。オムツの中ではなく、トイレかポータブルトイレの中に排泄させてくれる介護現場をぜひ探し出してください。

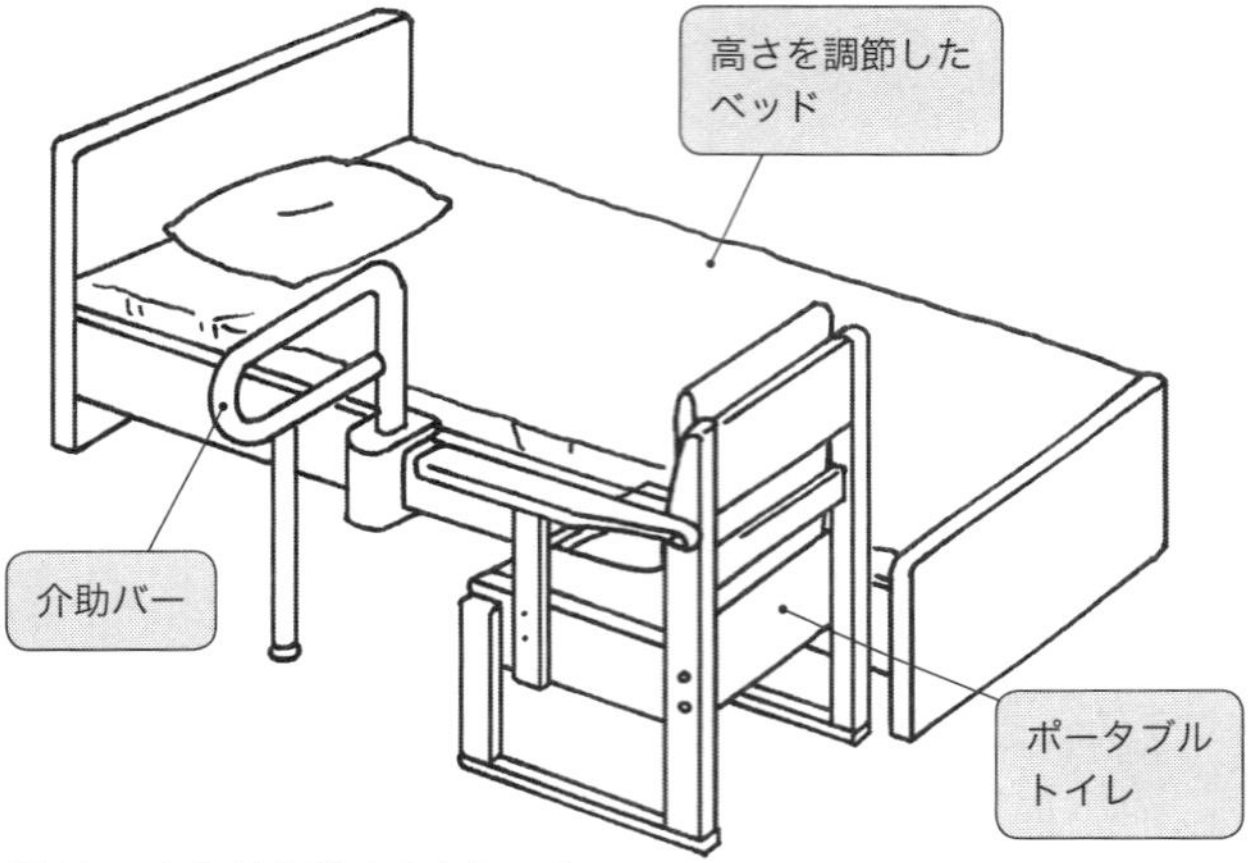

図11　オムツを外す3点セット

(『在宅介護応援ブック 介護の基本 Q&A』〈著：三好春樹　編集協力：東田勉〉133ページより転載)

正しい入浴ケアが行われているか

介護施設の中には、段差がないのがバリアフリーだと勘違いして、埋め込み式の大浴槽をつくっているところがあります。湯船をまたぐのが大変だろうと考え、湯船と洗い場との段差をなくしてしまったのです。

このプールのような浴槽に入るには、「床にしゃがむ」「床から立ち上がる」という難しい動作をしなければなりません。また、スロープや階段を裸の足で昇り降りしなければなりません。介護施設でこれができるお年寄りがどれだけいるでしょうか。

こうした埋め込み式の大浴槽に足腰の弱ったお年寄りが入浴できないことがわかる

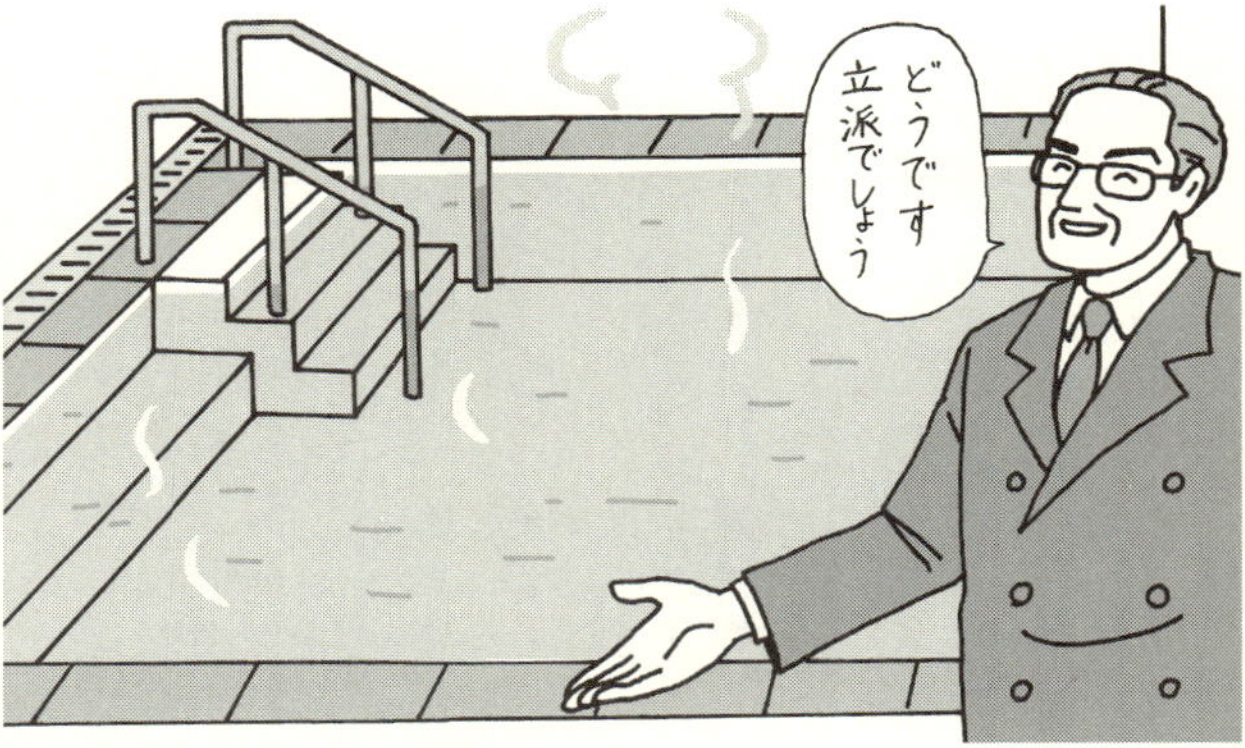

図12　埋め込み式の大浴槽
バリアフリーを誤解した埋め込み式の大浴槽が、必要のない人まで機械浴にさせた原因です。
（『在宅介護応援ブック　いざという時の介護施設選びQ＆A』〈著：三好春樹　編集協力：東田勉〉176ページより転載）

と、施設側はストレッチャーやリフトに乗せたままお年寄りを浴槽へ入れる機械浴（特殊浴槽）を導入し始めました。埋め込み式の大浴槽で入浴できないお年寄りは機械浴、という二者択一が始まったのです。

機械に体を縛りつけて、寝たままお湯に入れるとどういうことが起こるでしょうか。お湯の中で体が水平になると、上向きの浮力が働くため足が浮いて頭が沈みます。介護職は足を押さえるなど、お年寄りを溺れさせないのに一苦労です。実際、いくつかの介護現場では溺死事故も起きました。

機械浴は本来、両脚がマヒしてまったく力が入らない人や、意識障害がある人のためのものです。それが大部分のお年寄りに使われる介護現場では、「ああ、自分はこ

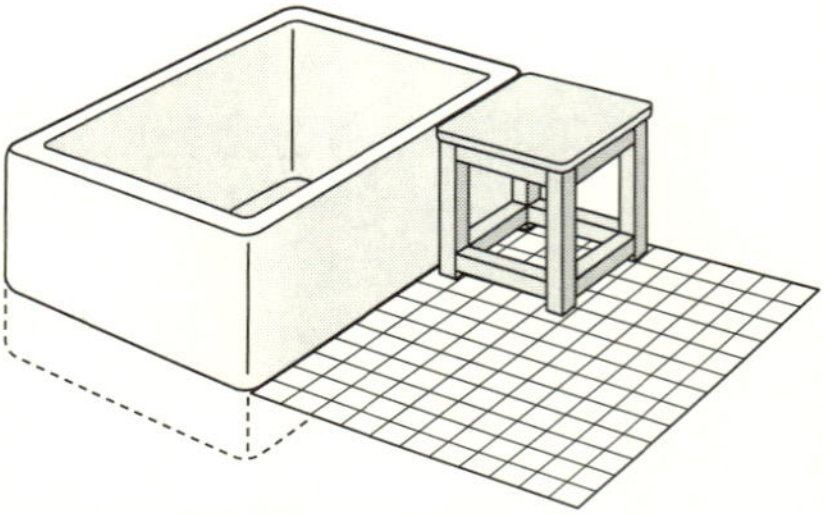

図13　個浴ができる浴槽
家庭用の和式浴槽を半埋め込み式にして使えば、大浴槽や寝たまま入る機械浴は必要ありません。

んなに大掛かりな機械と人手がなければ、風呂ひとつ入れない体になってしまったのか」と落胆し、生きる希望をなくしたお年寄りをたくさん生み出しました。

問題は、入所施設で機械浴の対象とされていたお年寄りが、たまに帰宅すると普通の家庭用浴槽に入れることです。そのことが、介護現場の間違いを明らかにしました。実は、普通の家庭用浴槽（半埋め込み式の和式浴槽）がもっとも入りやすく、介護もしやすいのです（図13参照）。浴槽に同じ高さの洗い台をくっつけ、これに座って浴槽に出入りしてもらえば、誰でも簡単に一対一の入浴介助ができます。片マヒがあるお年寄りでも、椅子（洗い台）に座れるのであれば、マヒ側の脚を介護者が出し入れしてあげることで、浴槽のふちを安全に越えられるのです。

老化や障害のために歩行が困難になると、「もう普通のお風呂には入れない」と思ってしまいます。そのため、訪問入浴で寝たまま入るゴム製の簡易浴槽を使ったり、介護現場で機械浴を使ったりと、特別な方法に頼ってしまうのです。

しかし、それでは生活習慣の継続はできません。以前と同じお風呂に入ることで、「まだ諦めずに、生きてみようか」と思ってもらうのが介護だと言えます。

この、通称「生活リハビリ式入浴法」が浸透してきたことで、「ほとんどのお年寄りは、家庭用の浴槽に入れる」ことが知られるようになったのです。そこで、埋め込み式の大浴槽や機械浴をやめる介護現場が増えてきました。施設を見学すると、入浴中でなければ浴室を見せてもらえるはずです。いくつかの施設のうちの一つはこうした「個浴」を取り入れているので、地域の中で探してみるといいでしょう。

個浴がいいということは、在宅介護であれば家庭のお風呂に入れたほうがいい、という意味ではありません。要介護度が重くなると、家族が入浴させるのは危険です。個浴を取り入れているデイサービスを探して、そこでお風呂に入ってもらいましょう。

「後始末」から「あるべき介護」へ

2003年に初版が出た『完全図解　新しい介護』（監修・編著：大田仁史、三好春樹　講談社）には、老いや障害を抱えても口から食べ、トイレで排泄し、普通のお風呂に入る方法が豊富なイラスト付きで紹介され、介護業界から衝撃をもって受け止められました。アイデンティティを喪失したお年寄りが、失われた生活習慣を回復することで生き直す道筋が示されていたのです。これまでに17万部を売るロングセラーとなり、２０１４年には全面改訂版が出ました。

そのため、「あるべき介護」を行う介護現場が増えたのですが、全体の中ではまだまだ少数派です。おそらく「知っている」介護現場が2～3割、実践している介護現場は1割あるかないかでしょう。そのほかの介護現場では、旧態依然とした「後始末」が行われています。

その原因をつくっているものの一つが、介護学校です。

介護の専門職を養成する学校では、生徒同士が介護者と要介護者になって実習を行うのが一般的です。そこでは食事の介助となると、介護者役がスプーンで食べ物を要介護者役の口に運んでいます。こんな介助法を組織的に学ばせるのは間違いです。食事介助とは、お年寄りが自分で口から食べる行為を支援するものでなければなりません。学校で学ばせるのであれば、「このお年寄りが、口から食べられる方法をなるべくたくさん考えなさい」という授業が行われる必要があります。

排泄介助では、オムツの交換を教えています。これも介護ではなく、単なる「後始末」にすぎません。排泄介助とは、尿意や便意を感知してトイレへ連れて行くことです。

後始末しか知らない介護職は、「認知症になったお年寄りは、尿意や便意を訴えてくれません」と言いますが、これは間違いです。歩けるお年寄りを車イスに乗せているとやがて歩けなくなるように、オムツにしたから尿意や便意を感じなくなったのです。見方を変えると、尿意や便意を訴えないように、オムツで認知症をつくり出しています。

入浴介助もまた、リフトやストレッチャーを使った「特浴」（特殊浴槽）による介助を教えている介護学校が少なくありません。老いや障害を抱えた人ほど普通の家庭浴が向いているので、入浴介助は個浴を中心に教える必要があります。

介護に必要なのは、これまで継続してきた生活習慣をわざわざ壊すような「特別な方法」ではありません。老いや障害で継続できなくなった生活習慣を、何とか回復させようとする「特別な工夫」です。

三好春樹さんは、「いい介護とは老人がイヤがることはしないことだ」と結論づけています。これに付け加えるならば、いい介護とは「せかされることが苦手なお年寄りを待てる」介護です。いい介護現場には、常にゆったりとした「老いの時間」が流れています。それは、職員がバタバタ走り回ってお年寄りを追い立てる「効率優先」の介護現場にはないものです。

「食事、排泄、入浴の三大介護を大切にするのは古い考えだ。尊厳を守るために大切なのはコミュニケーションだから、三大介護は効率的にすませ、あまった時間を会話に当ててよう」という意見もあります。そんな意見に、三好さんはこう反論します。

「どんな食事をし、どんな排泄をし、どんな入浴をするかで、尊厳が守れるかが決まるのです。お年寄りと一緒に時間をかけて食事をし、お風呂の中で昔話に耳を傾け、体の中からの声である尿意や便意に気づいてトイレに誘う三大介護こそ、最大のコミュニケーションだと思います」

私たちが大切な人を介護してもらうとき、そして私たち自身が介護を受けるとき、「後始末」一辺倒の介護現場は選ばないようにしなければなりません。

第７章

入院したのに寝たきりに！

間違いだらけの高齢者医療

年間40兆円もの医療費の大半を高齢者が使い、莫大な赤字のツケを次の世代に回している日本。しかもそうした高額医療が、必ずしもお年寄りを幸福にしていないとしたら……。この章では、介護と密接な関わりがある高齢者医療について考え、不適切な医療を回避するための知識を提供します。

高齢者医療を語るとき、欧米（特に北欧や西欧の福祉先進国）との国際比較は欠かせません。それは、日本の高齢者医療がかなり特殊だからです。特殊な点を挙げると、①そもそも高齢者医療がない、②かかりつけ医が機能していない、③病院（病床）が多い、④入院日数が長い、⑤死期が迫った人に延命を行う、⑥緩和医療を受けられない、といった問題が浮かび上がります。これらを順に見ていきましょう。

①そもそも高齢者医療がない

宮本顕二、宮本礼子という医師夫妻の著書、『欧米に寝たきり老人はいない』（中央公論新社）の一文が、核心を言い当てています。

「日本は世界一の長寿国であるのに、高齢者医療が確立されていません。そのため、虚弱である高齢者にも若者と同じ検査が行われ、同じ薬が出されます。また、高齢者とその家族も手厚い医療を望みます。そして終末期には、点滴や経管栄養による延命が行われます。欧米では、高齢者には苦痛の緩和とＱＯＬ（Quality of Life＝生活・生命の質）の維持・向上を図るための緩和医療が行われています。終末期には、血液検査、血圧測定、尿量の測定などは行いません。その時間、患者のそばにいるようにします」

②かかりつけ医が機能していない

北欧や西欧では、直接大病院を受診することができません。かかりつけ医の紹介状がなければ受診させてもらえないのです。たとえばイギリスでは、全ての住民が地域の家庭医（内科はもちろん、小児科、整形外科、耳鼻科などを兼ねます）に登録し、その医者に終生診てもらいます。この家庭医が紹介しないと、二次医療（病院）、三次医療（大学病院）で専門的な医療を受けることはできません。

日本では２０１６年４月から、紹介状なしで大病院を受診した患者に初診時で５０００円以上、再診時で２５００円以上の定額負担を求めることが決まりました。安易な受診を抑え、大病院が重症患者に専念できるようにするためです。

日本の医師は、免許を取得したら診療科目を自由に標榜できます。診療所が専門医を名乗って部位別に診るため、患者はクリニックのハシゴをしなければならず、かかりつけ医が育たないのです。近年遅ればせながらかかりつけ医制度の必要性が叫ばれるようになってきましたが、北欧や西欧に比べると著しく遅れをとっています。

③病院（病床）が多い

ＯＥＣＤ（経済協力開発機構）が発表した統計によると、人口１０００人当たりの病床数は、日本が13・３床で、ドイツ８・３床、フランス６・３床、アメリカ２・９床、ＯＥＣＤ平均４・６床を大きく上回っています（２０１３年）。

日本には１５８万床の病院病床があり、内訳は一般90万床、精神34万床、療養33万床となっています（２０１３年時点、『欧米に寝たきり老人はいない』より）。これを機能別に見ると高度急性期、急性期、回復期、慢性期に分けられますが、政府は回復期を除く病床は多過ぎるとして、２０２５年までに最大20万床を削減する目標を立てています。

欧米では病院の周りに福祉施設（ナーシングホームなど）が手厚く配置されていますが、日本では施設の役割まで病院が引き受けている側面があります。

④入院日数が長い

日本の急性期の平均在院日数は、１９９５年頃の三十数日からだいぶ短くなったものの、２００６年時点で19・２日となっています。これは、２位グループを形成するドイツ（７・９日）、イギリス（７・５日）、カナダ（７・３日）の倍以上で、突出した長さです。

急性期に限らない入院全体の平均在院日数となると、２００３年時点で日本は36・４日にも及び、こちらもフランス（13・４日）、ドイツ（10・９日）、イギリス（７・６日）を大きく引き離しています。

⑤死期が迫った人に延命を行う

日本では、終末期を迎えたお年寄りに過剰な延命行為が行われることがあります。口から食べることができない場合の選択肢は、経鼻経管法（鼻からチューブを入れて栄養を送る）、中心静脈栄養法（鎖骨下などの太い静脈にカテーテルを固定し、高カロリー輸液を送る）、胃瘻《いろう》（お腹と胃に穴を開けて外から直接胃に栄養を送る）などです。

また、自発呼吸ができない人に人工呼吸器を取りつけたり、気管切開して痰を吸引したり、腎不全の患者に人工透析を行ったり、心肺停止状態に陥った人に心臓マッサージなどの心肺蘇生が行われることがあります。

前述の宮本医師夫妻は、欧米で口から食べられなくなった高齢者への延命治療がないことをこう書いています。

「その理由は、高齢あるいは、がんなどで終末期を迎えたら、口から食べられなくなるのは当たり前で、胃瘻や点滴などの人工栄養で延命を図ることは非倫理的であると、国民みんなが認識しているからでした。逆に、そんなことをするのは老人虐待という考え方さえあるそうです。ですから日本のように、高齢で口から食べられなくなったからといって胃瘻は造りませんし、点滴もしません。肺炎を起こしても抗生剤の注射もしません。内服投与のみです。したがって両手を拘束する必要もありません。つまり、多くの患者さんは、寝たきりになる前に亡くなっていました。寝たきり老人がいないのは当然でした」

この問題については、終末期医療を考える第9章でも改めて取り上げます。

⑥緩和医療を受けられない

出産の場合、欧米では麻酔を使った無痛分娩が主流ですが、日本では「痛みに耐えて母になる」ことが美徳とされているせいか、自然分娩が主流です。それと同じように、終末期の高齢者にも痛みを我慢させることがあります。ホスピスケアは末期がんとエイズしか適用にならず、ほかの病気で痛みがあってもめったにモルヒネなどの医療用麻薬を使ってくれません。患者の苦痛を取り除くことを最優先する欧米の医療とは、大きく異なります。

お年寄りにいちばん悪いのは「入院」

日本の医療制度の特徴を北欧や西欧との比較で紹介しました。どれも深刻な問題ですが、高齢者医療の正しいあり方という本章のテーマを考えたとき、この中でお年寄りにもっとも害悪を及ぼしているものは何でしょうか。

それは、ズバリ「入院」です。私はかつて介護雑誌の取材で、新田國夫医師に聞いた「手術のための急性期病院は必要だが、入院施設としての大病院は必要ない」という言葉が忘れられません。

東京都国立市で新田クリニックを開業する新田医師は、「全国在宅療養支援診療所連絡会」の会長でもあります。在宅療養支援診療所というのは、24時間365日態勢で訪問診療ができる診療所です。その会長である新田医師は、在宅医療の第一人者といえます。では、なぜ入院がいけないのでしょうか。

外来に来る患者の平均年齢を見ると、昔は60代後半だったのが、今では75歳から80代になってきたと新田医師は指摘します。

「抱えている病気はほとんど加齢によるものですから治りません。かなりの確率で、認知症も出てきます。それを全部、大病院や施設で受け入れるのは無理です。要介護状態になっても、大病院や施設に頼るのではなく、地域の診療所が在宅の高齢者を診ていかなければばなりません」

では、要介護状態になったお年寄りはどうすればいいのでしょうか。

「不必要な医療を行わないことです。高齢者には薬をなるべく使わないことと、入院をなるべく避けることが大切になります。病院に入院すると、病気よりも病気への対応に伴うベッド生活のほうが悪影響を与えるのです。高齢者が安静にしていると、廃用症候群を引き起こします」

廃用症候群とは「入院などで心身の活動性が低下したために起こる二次的障害の総称」です。入院の原因となった病気やケガは治っても、そのまま寝たきりになってしまったのでは、何のための入院かわかりません。従って、高齢者は手術をしても入院を長引かせず、なるべく早く退院させて普通の在宅生活に戻す必要があります。

廃用症候群には、意欲の低下、関節の拘縮、嚥下《えんげ》機能の低下、筋力の低下、心肺機能の低下、褥瘡（床ずれ）、骨粗鬆症《こつそしょうしょう》、腸の機能低下、起立性低血圧などの症状があります。これらが複合して、心身に悪影響を及ぼすのです。

これは、医療行為そのものの中に、お年寄りを寝たきりにする弊害があることを意味します。このようなことにならないように、病院では急性期の治療を行うと同時に、廃用症候群の予防も行わなければなりません。具体的にはベッド上での寝返りや起き上がり、座位の保持、車イスへの移乗、離床しての食事・排泄・入浴、歩行訓練といった、ADL（日常生活動作）を促すリハビリと支援が必要です。

また、お年寄りは退院後も家で安静にしすぎると、容易に廃用症候群を引き起こします。毎日の生活に目標を立て、家庭で何か役割を持つことは、寝たきりの予防に欠かせません。

土居新幸さんが語る「かつての老人病院」

「遊びリテーション」（風船バレーなど集団で行う楽しいリハビリを指す造語。「遊び」と「リハビリテーション」の組み合わせから生まれた）の実践者として知られる土居新幸さんは、言語聴覚士、柔道整復師、鍼灸《しんきゅう》師、マッサージ師、ケアマネジャー、障害者ケアマネジャーと、たくさんの資格を持っています。現在は有料老人ホームで働いていますが、かつて老人病院（介護療養病床）に勤務していた時代がありました。

そこでの体験を語った講演録を読んだ私は、衝撃を受けました。時代が変わったとはいえ、わが国の老人医療の本質が現れているので引用します。

「私は、老人病院に勤める前は整形外科専門の病院でリハビリの仕事をしていました。人はどうやって死ぬんだろうと思って、老人に興味を持ちまして老人病院に転職しました。

当時（1982年頃）の老人病院というのはすさまじいものがありました。人生観が変わります。老人病院というところには、リハビリも生活もありませんでした。整形外科的なリハビリはまったく通用しません（理学療法士などのリハビリ職はいますが、訓練できる状態ではありません）。病室に入ると所狭しとベッドが並んでおりまして、全員オムツです。口から舌があふれ、ひび割れ状態。乾燥してるんですね。目は開いてますけど、まばたきしない。名前を呼んでも返事をしない。脳神経外科で頭を手術していますから、頭が陥没している人も大勢いました。

私は脳神経外科というのは罪つくりだと思いました。命だけ助けて、後は〝野となれ山となれ〟。放ったらかしです。人間というものは生まれて成長して、老いて死んでいくというのが人の過程であって、死ぬのは普通の自然状態だと思うんですけど、医学というものは、老いる、死ぬということを否定しているのかなと思いました。私はお年寄りのそういう姿を見て無常感を感じていましたから、安楽死を本当に心から思いました。

当時マスコミが、老人病院は老人を食い物にしているという批判をし始めていました。当時の風刺漫画に、お年寄りを大きなローラーにかけるとこちらから一万円札が出てくるという漫画がありましたけれども、まったくそのとおりで、薬漬け、検査漬け、レントゲン漬け、点滴漬け。出来高払い制といって濃厚な医療をすればするほどお金になっていたわけです。抑制（身体拘束）にもいろいろ工夫がされていましたね。私が病棟に上がっていくと〝はさみを貸してくれ〟と言っている患者さんが何人もいました（抑制されている紐などを切るため）。離床させる気もありませんから、靴もない、ズボンもない、車イスもない、訓練室もない。患者さんを起こしませんから椅子もない。オムツの中に便をするから患者さん用のトイレもないという状況でした。

私は、リハビリをやっても効果がないということで、自分の部屋に閉じこもって本ばかり読んでいました。私自身が生活障害、人間関係障害、閉じこもり症、それから酒に溺れていきます。5時に仕事が終わると、5時15分には飲み屋のカウンターで酒をあおっていました。（中略）

ところが、突然忙しくなりました。医療費の改正があったんです。今までは出来高払いで、点滴、薬、検査はお金になるからどんどんやっていたんですけれども、いくらやっても値段が一定ということになったんです。そうなると不思議です。あっという間に点滴がなくなりました。検査技師が辞めていきました。今まで治療の名目でやっていたのは何だったんだろうと思いましたね」

老人病院を療養病床と言い換え、療養病床を次に新たな名称に変えても、わが国の老人病院が持つ問題はなくなりません。医師が「金になることはやる、金にならないことはやらない」という本質の部分を変えない限り、同じことが繰り返されるでしょう。

寝たきりにならない7ヵ条

リハビリ医の稲川利光さん（NTT東日本関東病院リハビリテーション科部長）には何度も取材させていただいたことがあり、その都度心を打たれる話を伺いました。急性期の病院に勤務しているリハビリ医として、手術直後から患者の生活再建を支援している稲川さんに、退院後をどう過ごすかについてアドバイスをもらったことがあります。以下に紹介するのが、「寝たきりにならないための7ヵ条」です。

①廃用症候群の怖さを知る

真っ先にくるのは、先ほど紹介した廃用症候群への注意です。重複するので内容は省きますが、通常「急性期」「回復期」「維持期」に分かれるリハビリテーションの中で、維持期からは医療ではなく介護が主役だと稲川さんは語ります。

「医療は〝手当て〟ですが、介護は〝手添え〟です。つまり、本人が何かをしようとするとき、手を添えるのが介護です。介護者は時間がかかっても代行することを慎み、本人の力で生活行為を行えるよう、見守りと手添えに徹しましょう」

②なるべく座った姿勢を保つ

寝たきりが体に悪いのに比べ、正しく座ると体にいいことがたくさんあります（図14参照）。足を床に着け、背筋を伸ばしてもたれかからずに座る姿勢（背面開放端座位）がとれれば、立つことも、車イスに移乗することもできるのです。つまり、寝たきりになりません。

日中を座って過ごせるようになると、床ずれができなくなり、血圧の調節がうまくいくようになります。抗重力筋がはたらくので座っているだけで筋力の低下が防げ、体のバランスを保つ力もついてきます。

座る姿勢は、生活行為の中でも特に大切な食事、排泄、入浴の基本です。

③低栄養にならないよう気をつける

介護が必要なお年寄りに多いのが、低栄養です。栄養状態が悪いとリハビリの効果が上がらず、せっかく退院しても再入院が多くなります。

栄養状態が悪い人は魚肉、卵、乳製品でたんぱく質を摂取することが必要です。食が細くなれば、栄養剤でたんぱく質や亜鉛、鉄などの微量栄養素を補う方法があります。医療保険がきく栄養剤もあるので、かかりつけ医に相談しましょう。

正しく座る条件

背もたれなし座位※になる

もたれかかってはいけません。背中に何もない（背抜きされた）状態で座るのが最初の目標であり、最後まで守るべきことです

抗重力筋をはたらかせる

自分の意志で座らなければ、抗重力筋ははたらきません。寝ているのと同じように、もたれていても筋肉はどんどん衰えていきます

坐骨の上に座る

椅子に深くかけて背筋を伸ばすと、骨盤が立ちます。それが坐骨の上に座っている状態で、正しい座りかたの基本です

足を着ける

足の裏をかかとまで全部床に着けることも大切な条件です

※「背もたれなし座位」は、医療やリハビリの世界で使われている「背面開放端座位」を大田仁史さんがやさしく言い換えた用語です。

④「口でかむ」ことで脳を賦活する

使わないでいると、消化管にも廃用が起こります。急性期を脱したら、早急に口で食べ物をかむ状態に戻さなければなりません。かむと意識がハッキリし、脳の前頭前野のさまざまな部分が賦活されて意識レベルが上がるのです。この前頭前野の賦活は、高齢になるほどかむことに依存しています。よくかむお年寄りは、万事に意欲が湧いてくるのです。

⑤口腔ケアをしっかり行い、肺炎を予防する

口腔《こうくう》ケアには、「口腔清掃」と「口

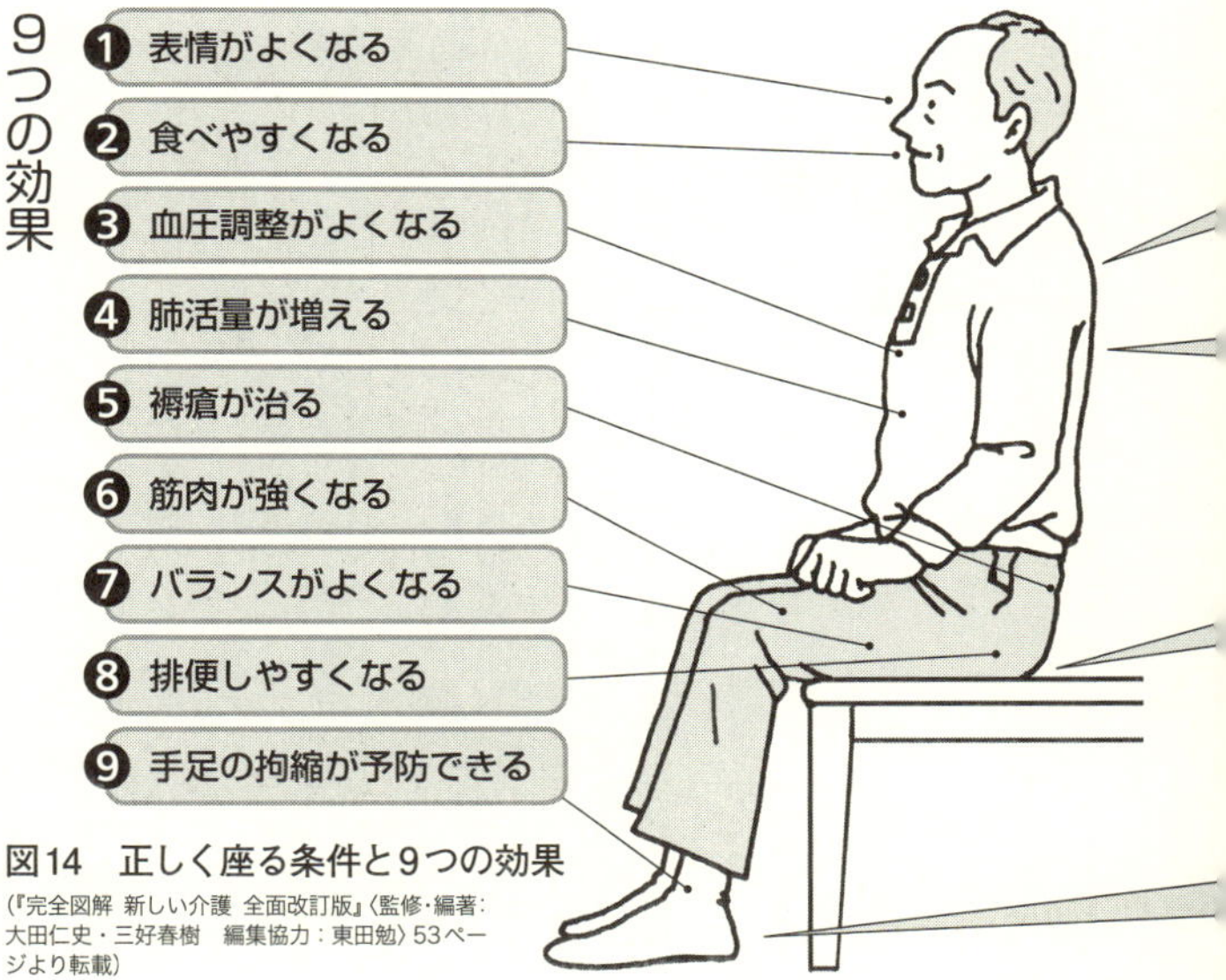

図14　正しく座る条件と9つの効果

（『完全図解 新しい介護 全面改訂版』〈監修・編著：大田仁史・三好春樹　編集協力：東田勉〉53ページより転載）

腔機能向上」があります。口腔清掃で口腔内が清潔に保たれると、細菌が減って発熱や肺炎の可能性が減少するのです。お年寄りは虫歯や歯周病を治療し、入れ歯の手入れを行って、かみやすい状態を保たなければなりません。

口腔機能向上では、口の周囲のマッサージや口の動きのトレーニングを行います。それによって摂食・嚥下機能が向上し、誤嚥性肺炎の予防になります。

⑥できることは何でも自分でする

介護で大切なことは、老いや障害があっても、その人らしく生きてもらうことです。たとえば片マヒがある場合、いつまでもマヒ側のリハビリに執着するのではなく、マヒのない側の手足を使って生活を再建しなければなりません。

そのために、特別な訓練は必要ないのです。「生活行為に優る訓練なし」という言葉があります。残存能力を活用し、できることは自分でやりましょう。口から食べ、トイレで排泄し、普通のお風呂に入ることが何よりの訓練です。

⑦関わりのもつ力を大切にする

私たちは健康なときから、人との交流の中でお互いに元気をもらっています。老化や障害を得たらなおさら、関係の力に頼らなければなりません。デイサービスやデイケアに出かけて、仲間とたくさん触れ合う必要があるのです。

特に「遊びリテーション」のような集団リハビリには、大勢で競い合う楽しさがあります。それには「誰とするか」が大切なので、家族や介護職は気の合う仲間を探してあげなければなりません。趣味の活動などで交流が生まれると、毎日の生活にメリハリが生まれます。

「退院して誰に出会うか」で人生が変わる

病院に入院すると、ベッドを80度くらいギャッチアップ（上体部分のマットを上げて上体を起こすこと）して、ベッドの上にオーバーテーブルを置いて食事をさせます。この状態が続くと、背中がベッドに押しつけられた姿勢のまま固まってしまうので、退院しても椅子に正しく座ることができません。浅く座って上体は後ろに倒れ込み、肩が落ちて猫背になる仙骨座り（のけぞり座り）になるのです。この状態で介護が始まったお年寄りは、食事、排泄、入浴をするうえでいちばん大切な前かがみの姿勢がとれません。

その結果、多くの介護職が「この人はダメだ」とサジを投げてしまいます。実際の要介護度より重度に見えるのは「ベッド起こし」の弊害なのですが、それに気づいて正しい座り方へと導いてくれる介護職は本当に少ないものです。

入院中はベッド起こしで食べさせられるだけでなく、オムツに排泄させられますし、個浴はほとんどありません。そのため、退院したばかりのお年寄りを受け入れた介護現場がADL（日常生活動作）をチェックすると、「自力で食べられない」「トイレに行けない」「普通のお風呂に入れない」という結果になりがちです。

そのお年寄りは、入院の後遺症で一時的にそんな状態になっているだけなので、介護職が意識的にケアをすると元に戻ります。しかし、そのことを知らない介護職しかいない現場では、見た目どおりの重度高齢者として扱うため、退院してきたお年寄りが入院前の状態に戻る機会を失うのです。

退院を機に要介護状態になるお年寄りは、少なくありません。そんなとき、最初に本人や家族はケアマネジャーに出会います。このケアマネジャーがどんな資質を持っているか、ケアマネジャーになる前にどんな施設でどんな介護をしてきたかによって、立てるケアプランがまったく違ってくるのです。この違いは、本人や家族の運命を変えると言っても過言ではありません。

本人や家族は、「元のような生活がしたい」と思っています。その思いを伝えても、ケアマネジャーから「無理です」と言われたら、諦めるしかありません。ここで問題になるのは、レベルの低い介護現場での経験しか持たないまま資格を取ったケアマネジャーですが、安静看護しか知らない元医療職のケアマネジャーも問題です。

病院でのケアしか知らないケアマネジャーの中には、脳血管障害による片マヒになったお年寄りに、外出のないケアプラン（訪問介護、訪問リハビリ、訪問入浴だけで、デイサービスなどへの通所がないケアプラン）を組む人がいます。そういう人は、「よくなったら外出できますからね」と言いますが、そんな日が来るとは限りません。早急に生活空間を広げ、人間関係を豊かにすることが必要です。

一方、日常生活の中での介護を知るケアマネジャーに出会うと、片マヒになっても口から食べ、トイレで排泄し、普通のお風呂に入れる暮らしを実現するためのプランを考えてくれます。そんなケアマネジャーに出会った人は、やがて外出することも、旅行を楽しむこともできるようになるのです。

介護が始まったとき「誰に出会うか」が、運命の分かれ道になります。

口腔ケアの大切さ

「寝たきりにならない7ヵ条」の中にも出てきましたが、口腔ケアの大切さはいくら強調しても強調し足りないほどです。ここでは、私が口腔ケアについて指導していただいた歯科医のY先生から伺った話を紹介します。

「医師や看護師は、口に関心がありません。一部の大学病院などを除けば、普通の総合病院には歯科がありませんし、東大や京大には歯学部がありません。看護師教育の中でも歯科の勉強はほとんどやっていませんし、やっても数時間ではないでしょうか。しかも、国家試験には口や歯の問題が出ませんから、身が入りません。

一般病院の看護師は、お年寄りが入院すると入れ歯を外します。危ないからと、片付けてしまうのです。悪くすると、捨てられます。病院で入れ歯を失くされたという事例は、枚挙にいとまがありません。

入れ歯を外すと食べられませんから栄養が悪くなり、栄養が悪いと治癒が遅れ、治癒が遅れると在院日数が長くなります。悪循環に陥るのです。ところが、医師や看護師などの病院関係者は代替栄養の処方が仕事ですから、〝口から食べなくていいよ。ダメダメ、危ないから〟と、経管栄養や中心静脈栄養、または胃瘻にしてしまいます。

問題は、口から食べないから口腔ケアは必要ないと思っている医療職が多いことです。これは逆で、口から食べるから唾液が出て口の中がきれいになりますし、食べ物そのものが歯を掃除して口腔内の自浄作用が発揮されます。口から食べないと、口の中が不衛生になるのです。細菌が繁殖して、肺炎を主とする感染症の感染源になります。

病院の看護師が行うのは口腔ケアではなく、口腔清拭です。これでは歯石は取れませんし、細菌の除去はできません。口から食べないと咽頭に痰が詰まり、呼吸が苦しくなります。口を開けてハアハアやると、乾燥した痰は口の中を傷つけるくらい硬くなり、なまじこれを取ろうとすると出血するのです。

こうして口の中が細菌の巣になると、発熱しますから医師は抗生剤を出します。すると、熱は下がります。そしてまた上がり、また抗生剤が出されます。それをくり返しているうちに、お年寄りはだんだん弱って亡くなるのです。

入れ歯を入れて口から食べると、目がパチッと開いて顔の表情が引き締まります。かめるようになり、しゃべれるようになると、生きる意欲が湧いてきます。同じように完食しているお年寄りを比べた場合、入れ歯を外した人と入れ歯がしっかり入った人とでは、血清アルブミン値に差が出ます。しっかりかまないと、身にならないのです。

しっかり咀嚼《そしゃく》することで人は元気になり、食べる喜びを味わうことができます。介護の世界では、食べる力が弱くなると常食からペースト食やミキサー食に変えていきますが、常食のほうが誤嚥は少ないという報告（国際医療福祉大学大学院の竹内孝仁教授らの研究）もあります。ちゃんと歯で咀嚼して、きれいな唾液でくるんで嚥下するのが、いちばん安全な嚥下方法です。

そのためには、入れ歯や歯の形態を治して食べることを支援する歯科医療が必要です。また、口の中を殺菌して誤嚥性肺炎などの感染症を起こさせない口腔ケアが欠かせません。そんなことは知っていると思うでしょうが、入院中はまったくできないことが、あまり知られていないのです。

そのうえお年寄りが肺炎で入院すると、〝とりあえず禁食〟が指示されます。点滴で数日間過ごすと摂食機能が衰え、常食が摂れていたお年寄りでも経口摂取が困難になりかねません。入院中に必要なのは禁食ではなく、身体と口腔のリハビリなのです。入院を機に多発しはじめる誤嚥性肺炎は、医原病と呼ぶべきかもしれません。

口を爽やかで疾病のない状態にすると、同じ死ぬにしても無念の死ではなく納得の死を迎えることができます」

この「無念の死」とは何でしょうか。

今多くのお年寄りが、疾病や外傷を治療するはずの入院中に肺炎を幾度も併発して心身を消耗させ、うつ状態に陥りながら〝こんなはずじゃなかった。元気で退院できるはずだったのに、入院で悪くされた〟と、無念の思いを抱きながら死んでいきます。その原因をつくっているのは、口をおろそかにする医療です。

患者の体を起こして口から食べさせ、口腔内を清潔にしてあげられない病院は、〝お口の清潔は患者様ご自身で守ってください。口腔内に雑菌が繁殖すると肺炎を起こして死に至ることがありますが、当院では責任を持てません〟と、告知する必要があります。

そうでなければ、入院患者がベッドに訪問歯科医を呼べる自由を保障するべきです。

第８章

病院選びを間違うと廃人に！

医師は教えてくれない
認知症医療の「真実」

「認知症はむやみに受診すると、どんどん悪くされてしまう」ことをご存じでしょうか。「そんなバカな」と思うでしょうが、誤診と誤処方が横行しているのがわが国の認知症治療です。この問題を知るか知らないかで、穏やかな老後を迎えられるかどうかが大きく変わってしまうのでご用心！

図15は、かつて厚生労働省が発表した「寝たきり老人」の数の推計値です。１９８５年頃の発表では、「現在48万人の寝たきり老人がいて、それが15年後には80万人になり、40年後には１４０万人になる」と言いました。

その推計値をかさ上げしたのが２００１年頃でした。今度は「１９９３年には90万人、２０００年には１２０万人の寝たきり老人がいたが、それが２０２５年には２３０万人になる」と言い替えました。

１９８５年の時点で、この推計値に疑問を投げかけたのが大熊由紀子さん（当時朝日新聞論説委員）でした。「寝たきり老人の存在を前提とした医療や福祉は日本特有の現象であって、世界的に見ておかしい」と批判したのです。確かに、寝たきりを減らすのは厚生省（当時）の仕事なのですから、「こんなに増えますよ」とのんきなことを言われたのでは困ります。こんな推計値を出していったい誰が得をするのか、理解に苦しむほどです。

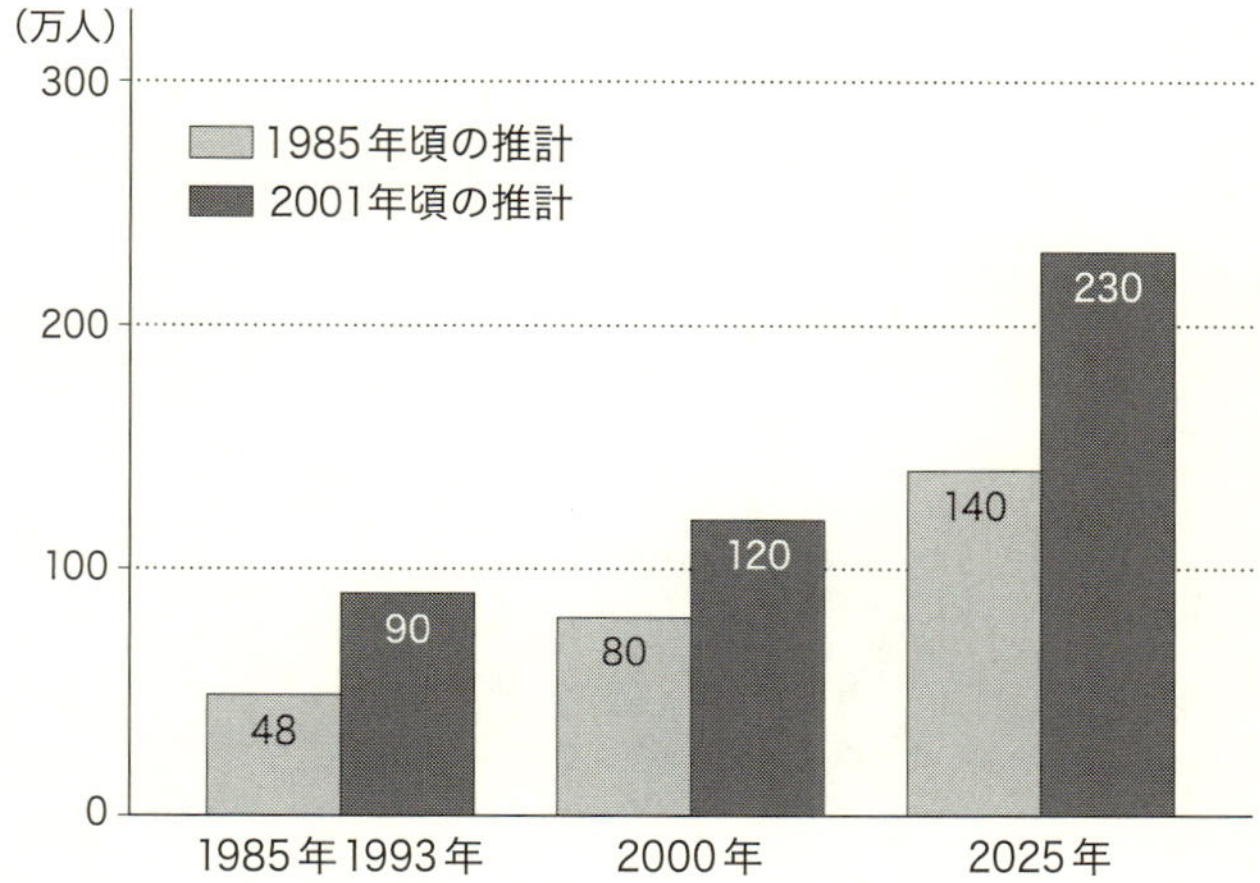

図15　厚生労働省が発表した「寝たきり老人」の数の推計値

ところが近年、厚生労働省の新たな推計値が世間を騒がせています。図16に示した「認知症高齢者」の数の推計値です。

２０００年を過ぎてから、認知症高齢者の数の推計値は3度出されています。２００２年の発表では、「10年後に認知症高齢者が２２５万人になり、２０２５年に３２３万人になる」と言いました。それを２０１２年になると、「現在３０５万人の認知症高齢者がいて、２０２５年には４７０万人になる」と言い替えたのです。

さらに間を置かず、２０１３年に推計し直して２０１５年にかけて発表した数値では、「２０１２年にはすでに４６２万人の認知症高齢者がいたが、それが２０２５年には７００万人になる」と言い替えました。

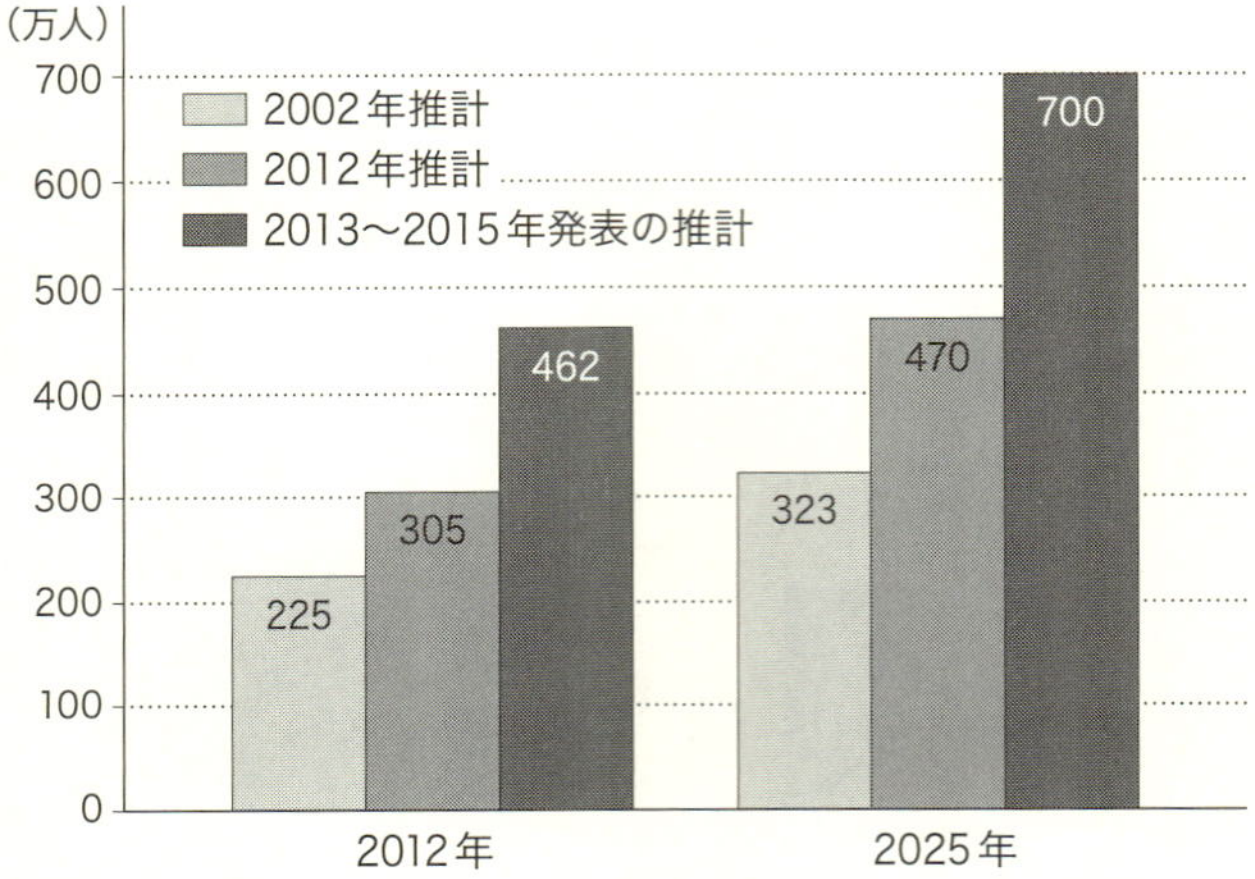

図16　厚生労働省が発表した「認知症高齢者」の数の推計値

言い替えが全てかさ上げ（積み増し）である点をみても、認知症高齢者の数の推計値は、かつての寝たきり老人の数の推計値とそっくりです。

図16で、２０１３年から２０１５年に発表された推計値を見てください。４６２万人というのは65歳以上の７人に１人、７００万人というのは65歳以上の５人に１人の割合です。２０１２年の時点で、高齢者の７人に１人が認知症という「病気」になっていて、２０２５年には高齢者の５人に１人が認知症という「病気」になると厚生労働省は言っていることになります。

なぜ認知症はこんなに多くなったのか

認知症という病名は、２００４年に厚生

労働省によってつくられました。それまで使われていた痴呆症という病名が差別的だという理由で、それに代わる病名が公募されたのです。認知症という病気があるわけではなく、実際にはアルツハイマー型認知症、レビー小体型認知症、脳血管性認知症、前頭側頭型認知症（以上が4大認知症）などの病気があり、それらによって「認知機能が低下した状態」が認知症と呼ばれます。

認知症を引き起こす原因疾患は70以上あると言われますが、これらを正確に鑑別することはかなり困難です。最大の要因は加齢なので、老いてきた人の脳にはさまざまな病気が合併していると考えなければならず、それを薬物で「治そう」とするのには無理がありま す。実際、私が見聞きした範囲では、多くの医師が認知症をこじらせていますし、神経内科や精神科を転々としたお年寄りはろくな目に遭っていません。

日本の認知症の診断数が飛躍的に増え始めたのは、1999年に日本の製薬会社エーザイが初のアルツハイマー型認知症治療薬アリセプトを国内で発売して以降です。2011年にはレミニール、メマリー、リバスチグミンのパッチ製剤（2製品）も認可され、4種5薬態勢が整ったことでますます診断数が多くなってきました。

これはかつて、抗うつ薬の登場によってうつ病の診断数が激増したのとよく似た現象です。認知症という病名をつくった厚生労働省は、2005年度を「認知症を知る1年」と定め、向こう10年間で１００万人の「認知症サポーター」を養成するキャラバンを始めました。認知症サポーターとは、「認知症について正しく理解し、認知症の人や家族を温かく見守り、支援する応援者」です。この養成キャラバンは当初の目標をはるかに超えて、２０１５年12月末時点で７１３万人の認知症サポーターを生み出しています。

ところが、アメリカでは認知症が減り続けているという調査結果があるのです。北米マサチューセッツ州で長年地域住民を追跡調査した「フラミンガム研究」によると、認知症は１９７０年代後半から10年ごとに20％ずつ減少しています（２０１６年3月20日の新聞記事）。１９７０年代後半には１００人当たり３・６人いた認知症の人が、10年後には２・８人、20年後には２・２人、30年後には２・０人と減り続けているのです（調査対象者は60歳以上）。

日本の推計値では、２０１２年に１００人当たり14人いたのが、２０２５年には１００人当たり20人に増えることになっています（推計対象者は65歳以上）。ここまで違うと、どちらかの国が根本的に間違っているのではないかと思えるのですが、いかがでしょう。

ちなみに、欧米先進国における65歳以上の人口に占める認知症の有病率は６〜７％です。日本は「２０１２年時点で約15％、２０２５年には20％」というのですから、高齢化率を差し引いても突出した多さです。どう見ても、認知症という診断が出すぎている気が

アリセプト（ドネペジル）	1日3mgから服用を開始する。2〜3週目から1日5mgに増量し、維持する。1日5mgで足りない場合、5mgで4週間以上経過していれば10mgまで増量可能
イクセロンパッチ リバスタッチパッチ（リバスチグミン）	1日4.5mgパッチから使用を開始する。4週目に9mgパッチに増量、8週目に13.5mgに増量、12週目に18mgに増量し、維持する（9mgから開始し、4週間後に18mgに増量して維持する簡易コースも可）
レミニール（ガランタミン）	1日8mgから服用を開始する。5週目から1日16mgに増量し、維持する。1日16mgでは足りない場合、16mgで4週間以上経過していれば24mgまで増量可能
メマリー（メマンチン）	1日5mgから服用を開始する。1週目に10mgに増量、2週目に15mgに増量、3週目に20mgに増量し、維持する

▒ は製薬会社が定めた有効量

図17　抗認知症薬の商品名（一般名）と用法・用量

してなりません。そして、診断が出ると抗認知症薬が処方されます。

抗認知症薬の増量規定

図17に示したのは、抗認知症薬です。医者にかかって認知症を治療するということは、これらの薬を処方してもらうことにほかなりません。これらはどれもアルツハイマー型認知症の治療薬として保険適用され、アリセプトだけがレビー小体型認知症にも保険適用されています（レビー小体型認知症の有効量は10mg）。

さて、問題はこれら抗認知症薬の用法・用量です。なぜか、他の薬剤には見られない不思議な規定があります。

開始用量が定められ、一定期間がすぎたら増やしていかなければならない決まりになっているのです。

これが認知症の標準治療とされているために、多くの問題が起こっています。代表的な抗認知症薬であるアリセプト（後発品の商品名は「ドネペジル塩酸塩＋会社名」）を例に、増量規定の問題点を取り上げたいと思います。

アリセプトには消化器症状（吐き気、食欲不振、軟便、下痢など）があるので、慣れるために3㎎という低用量から開始しますが、3週目までには有効量である5㎎に増量しなければなりません。しかし、3㎎から5㎎に増量したとたん、「易怒《いど》」（病的な怒りっぽさ）が出るお年寄りがいるのです。

不思議なことに、製薬会社の副作用情報で易怒は1％未満となっているのに対し、抗認知症薬に詳しい医師は20～30％と言います。暴れて手がつけられなくなるため、5㎎は飲ませられない人が少なくないのです。

では、3㎎に戻せるかというと、増量規定がこれを阻みます。医師や家族は、5㎎を飲ませ続けるか、服用を諦めるしか選択肢がないのです。易怒が出たお年寄りは、明らかにアリセプトに反応しているのですから、少量投与ができれば認知機能が改善する可能性を感じます。一方、5㎎や10㎎に増やしても平気なお年寄りはたくさんいますが、これらの人々にはアリセプトが効いていない可能性もあります。

増量規定のために、「効いているかもしれないお年寄りは服用を中止しなければならず、効いていないかもしれないお年寄りは服用を続けられる」という不思議な現象が起こっているのです。

「抗認知症薬の適量処方を実現する会」

この問題を本に書くようになった私は、介護職の集まりや家族会などから講演に呼んでいただくようになり、そこで資料を配付して説明すると介護職でさえ驚きます。

薬はもともと、患者の容態を診察した医師によって用量を決められなければなりません。ところが、もっとも個別性が重視されるべき認知症の治療において、医師の裁量は全く認められず、容態に関係なく製薬会社が用量を決めています。

当然、心ある医師たちは製薬会社や厚生労働省に対して、医師の裁量を認めるよう要求しました。それに対して、製薬会社は厚労省の承認がないと用法・用量の改訂はできないと答え、厚労省は製薬会社からの申請がないと動けないと答えたのです。

２０１５年9月11日、「一般社団法人　抗認知症薬の適量処方を実現する会」が発足しました。代表理事を務めるのは、尼崎市にある長尾クリニック院長の長尾和宏医師です。

この会では、「規定通りに処方して症状が悪化した」「少量、休止で症状が安定した」「減量したら症状が回復した」など現場の声を集めてデータ化し、製薬会社や厚労省へ働きかけて抗認知症薬の適量処方を実現しようとしています。心当たりのある人は、同会のホームページで事例を募集しているので投稿してはいかがでしょう。

同会の設立総会に先立つ2015年11月21日、共同通信は全国の国保連への調査結果を発表しました。医療機関が抗認知症薬を規定の有効量以下で処方した場合、診療報酬支払いを認めない査定を行ったことがあるか（過去3年以内）という調査です。診療報酬明細書（レセプト）がカットされると、薬代は医療機関の全額負担になります。

その結果、9県で少量投与が認められず、回答なしまたは不明が12道府県ありました。「過去3年間に抗認知症薬の少量投与をレセプトカットした例はない」と回答した都県が26あったわけですが、これを額面通りに受け取ることはできません。規定量が飲めないお年寄りに少量投与する場合、ほとんどの医師は副作用や患者の体質など規定量を出せない理由を書き添えているので、無条件に認める都県はもっと少ないと見るべきです。

2016年2月7日、「抗認知症薬の適量処方を実現する会」は都内で第1回特別セミナーを開催しました。その中で壇上に立った長尾代表理事は、「患者の実態に合わない薬の増量による病状の悪化は〝つくられた病〟である」と訴えたのです。

長尾医師と私は、『認知症の薬をやめると認知症がよくなる人がいるって本当ですか？』（現代書林）という本を2015年12月に共著で出しました。この長い書名にズバリ示されているように、飲んでいた抗認知症薬をやめるだけで、認知症がよくなることがあるのです。

この本では、薬の少量投与で認知症を劇的に改善させる「コウノメソッド」を紹介しています。コウノメソッドというのは、愛知県にある名古屋フォレストクリニック院長の河野和彦医師が提唱する薬物療法です。認知症の診断と治療は歴史が浅いため、誤診や誤処方が横行しています。それを避けるため、経験豊富な河野医師が自らの診断法や処方を公開しているのです。

長尾医師の考えを私が代弁するとこうなります。

「加齢による年相応のボケを認知症という病気にして、無理に薬で治そうとするのはやめたほうがいい。もし薬物療法が必要なら、少量投与のコウノメソッドしかない」

という考えです。

2016年6月1日、厚生労働省は「抗認知症薬の適量処方を実現する会」などからの働きかけに動かされ、「添付文書で規定された用量未満で抗認知症薬を投与されたケースを一律に査定しないよう」求める事務連絡を出しました。

5人に1人が病気になるのか

講演や本で「認知症は、抗認知症薬（とその増量規定）でつくられた側面がある」と語る長尾医師ですが、「認知症はない」と言っているわけではありません。65歳未満で発症する若年認知症は明らかな脳の病気として存在します。問題は、75歳以上の後期高齢者になってから発症する認知機能の低下まで病気と考え、薬物治療を行うべきかどうかです。

かつて、医師も痴呆症という病名を使っていた時代に戻って考えてみましょう。当時は、多くの老人性痴呆症の人とわずかなアルツハイマー病の人に分かれていました。65歳未満の中年から初老期に発症した痴呆症はアルツハイマー病でしたが、65歳以上になるとそんな病名はつけませんでした。

わが国では1990年代中頃から65歳以上の老人性痴呆症もアルツハイマー病と同じだという意見が出始め、認知症という病名ができてからは年齢に関係なくアルツハイマー型認知症になりました。ここに、重大な過ちがあった気がしてなりません。

かつての医師は、治療法の存在しない老人性痴呆症には匙を投げていたのです。ところが1999年以降、抗認知症薬を用いた保険診療が認められるようになり、かつて老人性痴呆症の診断名がついていたお年寄りにも薬物治療を行う道がひらけました。

治療には年齢の制限がないため、かなりの高齢者にも規定量の抗認知症薬が処方されるようになりました。抗認知症薬のアリセプト、リバスチグミン、レミニールは興奮系の薬です。これらを処方されると陽性の行動・心理症状（興奮、暴言、暴力、徘徊、不眠、昼夜逆転、妄想、幻覚、介護抵抗など）がひどくなることがあり、それを抑えるために向精神薬（抗精神病薬、抗うつ薬、抗不安薬、睡眠薬など）が処方されます。するとお年寄りは、取り返しのつかないダメージを受けるのです。

抗認知症薬には、「根治させる効果はなく、わずかに進行を遅らせる程度の限定された効果」しかありません。一方で抗認知症薬にはさまざまな副作用があり、進行抑止効果以上の有害事象を生むことがあるのです。多くのお年寄りにとって抗認知症薬は、作用よりも有害事象のほうが目立ちます。もちろん、アリセプトなどが有効に作用しているお年寄りもいるので、ことはそう単純ではないのですが……。

お年寄りへの行きすぎた薬物療法は、何とかして昔の状態に戻せないものかと思います。「65歳未満で発症した人は抗認知症薬の適用とするが、75歳以上で発症した人は明らかな効果が見込める場合を除き原則適用外」にしたほうがいいのではないでしょうか（その中間は、ケースバイケースで）。

急性期の医師が認知症を知らなすぎる

埼玉県川越市にある池袋病院の平川亘副院長は、脳神経外科医ですが認知症にとても詳しい医師です。池袋病院は地域の中核病院（76床）なので、認知症のお年寄りも多数来院します。

1999年にアリセプトが発売された当初、平川医師は「これで戦える」とばかりに期待を込めて処方していました。しかし、最初は少し元気になったかなと思うものの、半年、1年と経つうちに認知症がだんだん悪くなるので不思議に思っていたそうです。

あるとき、平川医師はこんな経験をしました。90歳前のおばあさんが、食事が摂れなくなって池袋病院の内科に入院してきたのです。寝たきりで会話もできない姿は、認知症の末期そのものに見えました。内科の主治医から頭部のCT撮影を依頼されましたが、萎縮があるだけで特に異状は見られません。そこで平川医師は、服用していた薬を全て中止するよう主治医にアドバイスしました。

すると、そのおばあさんは3日目から話せるようになり、起きて食事を摂り始めたのです。以前飲んでいた薬は、高血圧の薬、骨粗鬆症の薬、抗認知症薬アリセプトの3種類。どれかが悪さをしていたとしたら、原因は神経に作用するアリセプトしか考えられませんでした。

やがてそのおばあさんは元気になり、歩いて退院していきました。相変わらずひどい物忘れはありましたが、薬をやめただけで家族と笑って話せる状態にまで回復したのです。

平川医師は、この経験に衝撃を受けました。そこで、内科や整形外科の入院患者がアリセプトを服用していたら知らせてもらい、細かな観察を始めたのです。すると、アリセプトには思いもよらない副作用があることがわかってきました。

目立った副作用は、歩行障害と嚥下障害でした。歩行障害とは、〈足が出なくなる→転倒する→歩けなくなる→寝たきりになる〉という流れです。この経過の中で転倒して大腿骨頸部などを骨折し、手術を受けると寿命が縮むくらい弱ります。嚥下障害とは、〈うまく飲み込めなくなる→食べさせようとするとむせる→頻繁に誤嚥を起こす→そのうちにまったく食べられなくなる〉という流れです。この経過の中で誤嚥性肺炎を起こし、入院すると寿命が縮むくらい弱ります。

そうした副作用が、早い人では1ヵ月で出ますが、普通の人では半年、1年後から出始めるのです。服用を開始して、そんなに経ってから寝たきりになったり食事が摂れなくなったりしても、誰もアリセプトの副作用だとは気づきません。おそらく、認知症が悪化したと思うでしょう。

平川医師は２００４年からアリセプトの少量投与を実施するようになり、それ以前の治療成績との比較を行いました。その結果、開始量１・５mg、維持量２・５mg（半量投与）にすると、治療成績が格段に上がることがわかったのです。

「脳外科の仕事は手術が主ですが、術後は意識障害との闘いです。また、急性期病棟では、術後譫妄《せんもう》や入院によるボケも大きな問題なので、脳外科医はもっと認知症のことを知らなければなりません。総じて脳外科医は手術にしか興味がなく、手術後は病棟スタッフに丸投げして、ボケたら〝お前らが悪い〟と人のせいにします。急性期の医師が認知症に精通すれば、認知症医療はずいぶん変わることでしょう」

少量投与が全てを変える

一般の人がアリセプトに代表される抗認知症薬に抱いているイメージは、「飲み始めたら進行が止まる」というものです。「進行を抑える薬がある」と言われれば、そう思うのも無理はありません。だから「認知症にだけはなりたくない」と思っている中高年が、自分たちは予防に走り、親を受診に駆り立てています。

しかし、抗認知症薬は過剰な期待を抱くべき薬ではないのです。アリセプトで言えば、効果が出るアルツハイマー型認知症の人は４割から６割。効果が出た人だけは10ヵ月前後進行が止まるものの、その後は飲み続けても症状が進行します。

それよりも気をつけなければならないのは、この薬の長期服用はリスクを伴うということです。平川医師が発見したように、アリセプトを半年から1年にわたって飲み続けていると、歩行障害や嚥下障害という副作用が出てくることがあります。歩行障害は転倒や寝たきりにつながりますし、嚥下障害は命に関わる重大な副作用です。

これは、アセチルコリン（記憶に関与する神経伝達物質）を賦活する働きが、脳内でドーパミン（意欲や活動性に関与する神経伝達物質）の相対的不足を引き起こすためと考えられています。記憶をよくしたいと思って飲ませた薬で、動くことも食べることもできなくなったのでは本末転倒です。安易に厚生労働省が推奨する「早期受診、早期診断、早期治療」のレールに乗ってはいけません。

では、親や配偶者が認知症ではないかと疑われた場合、どうしたらいいのでしょうか。まず、やみくもに近くの医院やクリニックを受診しないことです。薬物療法によって認知症を改善できる医師はごく少数しかいません。

それよりも地域にある介護者の家族会を探しましょう。公益社団法人「認知症の人と家族の会」は47都道府県全てにあるのでまずそこにつながると、住まいに近い家族会を教えてもらえます。近場でないと、医師の（医療機関を選ぶのではありません、あくまで個々の医師を選ぶべきです）情報が得られません。在宅介護者は後輩にアドバイスするネットワークを形成しているので、薬の少量投与を行ってくれる医師を教えてもらえます。また、初期の認知症ケアに関するアドバイスももらえるはずです。

全国には多くの「コウノメソッド実践医」がいるので、直接そこを受診する方法もあります。河野医師は「アリセプトが認知症の中核症状をもっとも改善させやすい平均値は、薬剤過敏性が高いレビー小体型認知症の場合1・67㎎、アルツハイマー型認知症の場合3・6㎎」と語っています。

少量投与で認知症を劇的に改善させる河野医師ですが、診察は全て予約制で、初診は数十日待たなければなりません。名古屋フォレストクリニックのホームページでは、コウノメソッドを行う「実践医地図」を掲載しているので、住まいの近くにないか調べてみるといいでしょう。

「コウノメソッド」に関心がある人は、『完全図解　新しい認知症ケア　医療編』（河野和彦著、東田勉編集協力、講談社）か『認知症の「真実」』（東田勉、講談社現代新書）をご覧ください。認知症は、抗認知症薬などの少量投与がヒットすると、驚くほど良くなることがあります。

「認知症狩り」に遭ってはいけない

先に紹介した長尾和宏医師と私の共著書には、コウノメソッドの診断と処方が詳しく書いてあります。その中に「家庭天秤法」という方法があるので紹介しておきましょう。

これは「医師の指示と了解のもとで」家族や身近な介護職が、処方された薬の量を調節できるというものです。特に、陽性症状（徘徊、暴力、興奮、介護抵抗など）を抑えるために出された抑制系の薬剤が効きすぎると危険なので、本人がぐったりして動けなくなったら「家族や介護職がすぐに服薬を中止するように」と医師が指示します。

そこには、「認知症の治療は、医師だけでは完結しない。家族や介護職にも、薬の使い方を覚えてもらわなければならない」という河野医師の考えがあります。ほとんどの医師は標準治療しかしないので、コウノメソッドを実践し、家庭天秤法を行わなければ、愛する家族を薬害から守れないのです（認知症では受診しない、という手はありますが）。

多くの医師は、製薬会社や厚生労働省が決めた用法・用量は間違いなかろうと、深く考えずに信じ込んでいます。そのため、標準治療でかえって症状を悪化させても、自らが処方した抗認知症薬が原因だとは思い至らないのです。

多くの医師が標準治療しかしないもう一つの理由は保身です。もし、用法・用量を無視して薬を使い、患者が死亡したら医師は裁判で負けますが、用法・用量を守って患者が死んでも裁判で負けることはありません。「患者が異常体質だった」で済まされてしまいます。

たとえば、薬剤過敏性があるレビー小体型認知症のお年寄りにアリセプトを10mgまで増量し、寝たきりから誤嚥性肺炎を起こして死亡したとします。遺族が訴えても、標準的な薬物治療が行われている限り、医師の過失が認められる可能性は限りなく低いでしょう。従って、家族は自衛せざるを得ないことになります。神経に作用する薬（抗認知症薬、抗パーキンソン病薬、抗精神病薬など）の処方を受けるときは細かく観察し、少しでもおかしいと思ったら断薬する覚悟が必要です。

国が進める認知症施策推進総合戦略（新オレンジプラン）では、全自治体に初期集中支援チームをつくらせます。なかなか受診しない独居や老老の家庭を訪問して連れ出し、認知症の検査を受けさせるためです。疑いがあると「認知症疾患医療センター」（２０１６年２月末時点で全国に３３６ヵ所あり、その6～7割は精神科病院）へとつなぎます。

精神科病院は薬を使いすぎる傾向がありますし、認知症で行動・心理症状が出ているお年寄りには統合失調症の若者が暴れたときに鎮静させるような薬（抗精神病薬）を使いがちです。また、精神科病院に入院すると、認知症のお年寄りは多くの場合症状が重くなります。薬と入院が、かえって認知症を悪化させるのです。

本来ならば、こうした「認知症狩り」が起こらないようにするのが国の役目であるはずです。厚生労働省は、身内である医師や製薬会社に肩入れするあまり、お年寄りを犠牲にしていると思えてなりません。

最後に、無防備なお年寄りが認知症を疑われるとどうなるか、河野和彦医師が名づけた「デビルメソッド」を紹介します。

認知症が疑われるので開業医を受診

規定量の抗認知症薬を処方され、興奮するのでリスパダールなどの抗精神病薬を処方される（悪くすると廃人に）

↓

お年寄りが動けなくなる

神経内科へ回され、動かそうとしてパーキンソン病の薬を大量に処方される（廃人になる可能性大）

↓

お年寄りがうつ状態になる

精神科へ回され、強い抗うつ薬を処方されてもっと動けなくなる（廃人の完成）

↓

まったく動けなくなる

この間、アリセプトなどの抗認知症薬が継続されていることが珍しくない。多くの場合、規定通りに増量されている。医師は口々に言う。「認知症が悪化しました」「進行性の病気だから仕方がありません」「こういう病気なんですよ」

病院をたらい回しにされることによってどんどん悪化したわけですが、このデビルメソッドは、決して特殊なケースではありません。「早期受診、早期診断、早期治療」のレールに乗せられると、このようなことが普通に起こってしまうのです。「認知症は脳の病気だから、脳に作用する薬で治そう」と考えることが、根本的な危険を孕《はら》んでいることを知っておいてください。

第９章

究極の選択を迫られる終末期医療！

平穏死を迎えるために
家族のできること

介護が大詰めにさしかかり、終末期になると究極の選択が待っています。「口から食べられなくなったら、どうするか」という問題です。延命治療を行うのか、それとも平穏死を望むのか。この章で双方のメリット、デメリットをしっかり理解し、後悔のない介護を全うしてください。

横浜市に生まれ門司《もじ》で育った理学療法士の髙口光子さんが、最初に入職したのは熊本県の老人病院でした。1983年のことですから、第7章で紹介した土居新幸さんが老人病院へ転職したのとほぼ同じ頃、老人病院へデビューしたことになります。グループの病院を全部合わせると5000床あったといいますから、大きな医療法人です。

1973年から始まった老人医療費の無料化は、約10年間続きました。70歳(寝たきりなど重度の場合は65歳)以上のお年寄りに対して、医療費の自己負担分を国と自治体が肩代わりした制度です。医療費が青天井になった(取りはぐれがなくなった)ため、全国に数多くの老人病院が建設されました。

医療費がパンクし、老人病院の存在が社会的に批判を受けて医療費の改正が行われたのが1983年です。それまで出来高払いだった点滴、薬、検査がマルメ(定額)になり、レントゲンとリハビリだけが出来高払いとして残されました。老人病院は当然、リハビリに力を入れ始めます。髙口光子さんは、そうした時期に理学療法士になったのです。

時代がリハビリを求めていましたから、新人の髙口さんは張り切っていました。医局会議では、「リハビリテーションには対象外はありません、どんな処方にも応えますから訓練させてください」と発言したそうです。

ある日、処方箋がきたので、その患者さんの病室へ行きました。鼻に管を通され、胸にもいっぱいセンサーがつき、穴という穴にいろいろなチューブをつけられた患者さんでした。意識はアーとかウーとか、痛みに反応する程度。頭髪は扇のように開いて、一見しただけでは性別も不明です。曲がる関節は全て曲がったまま拘縮し、脚は立て膝で固まっていました。話しかけても、何の反応もありません。

髙口さんは、驚きました。担当の医師が自分に何を期待して処方箋を書いたのかが理解できず、病棟の詰所に聞きに行ったそうです。

「この方のリハビリテーションの目的を教えてください」

すると、髙口さんの顔をちらりと見た医師は、こう言いました。

「あのままじゃ、棺桶が閉まらないでしょう。棺桶が閉まるようにしてください」

髙口さんは困りました。できることといえば体位変換、簡単なROM（関節可動域）訓練、背中をさすってあげること、看護師のシーツ交換の手伝いくらいです。拘縮の写真は理学療法士の養成校で見たことがありましたが、治し方は習っていませんでした。「最初からこういう人はいませんから、1日1回でも関節を他動的に動かして拘縮が出ないようにしなさい」と言われただけです。6人部屋の病室で、付き添いの家族が見ている前で、無力な髙口さんは黙々と効果の出ない訓練を続けたといいます。

拘縮が治らないまま3年間生きて、その患者さんは亡くなりました。ご家族がリハビリスタッフの控室に来て、「お疲れさまでした」と言ったので、髙口さんも「お疲れさまでした」と言いました。きっと、ほかの言葉が見つからなかったのでしょう。

「ご遺体は介護の通知表」という言葉があります。現場の介護職が、お年寄りを寝たきりにさせて拘縮をつくってはいけないという、自戒の意味を込めた言葉です。「今の療養病床では、もうこういったことはないのでしょうね」と、髙口さんに聞いてみました。

「今は病院によってすごく差が大きくなったようですが、まだ私が体験したことと五十歩百歩の低レベルなところもあると聞きます。典型的な例が、身体拘束です。介護施設では禁止ですが、病院だとできますから。つなぎ服、Y字ベルト、ミトン型の手袋、体幹ベルト、10㎝しか開かない窓、オムツはつけっ放し、風呂も機械浴、食事介助に手間がかかるからすぐに鼻腔栄養にする……。患者は不快だからチューブを抜きます。すると、手を縛る。そういうところも、まだあるようですね」

その後、介護アドバイザーとして全国で講演するようになった髙口さんは、現在静岡市の介護老人保健施設（老健）「星のしずく」の看・介護部長です。施設のパンフレットには、（利用者を）「選ばない、断らない、見届ける」を目指します。

と書いてあります。ここは老健でありながら、ターミナルケア専門ではないかと思うくらい徹底して看取りを行っているのです。老健は、「老いや死に抵抗する」ことを売りにしてきました。しかし、「老いや死をちゃんと受け入れ、それを家族とともに支えるまっとうなターミナルケアが、介護施設でもできる」ことを髙口さんは示そうとしているのです。

その情熱を支えているのは、「棺桶が閉まらないようなご遺体にはしない」という決意なのだと思います。

過度な医療は終末期のお年寄りを苦しめるだけ

終末期のお年寄りを看取るとき、ポイントとなることは何でしょうか。髙口さんは、老健の入所時に、本人と家族に次の3つの質問をするそうです。

①経管栄養にしますか、それとも口から食べることにこだわりますか。

②いざというとき救急車を呼びますか、呼びませんか。救急車を呼んだということは、どうやってでも救命してくれということですよ。
③もし呼ばないなら、部屋に伺ったら亡くなられていたということもありますが、それでもよろしいですか。
そして、「もちろん、すぐに決めなくてもいいですよ。それに決めたからといって、変えられない訳ではありません。心が揺れるのは当たり前ですから」と付け加えます。

ここから、終末期の迎え方について考えます。登場していただくのは、東京都世田谷区の特別養護老人ホーム（特養）「芦花《ろか》ホーム」の石飛幸三医師です。「芦花ホーム」では、10年間に200人の利用者を看取ったといいます。石飛医師は、2010年に『「平穏死」のすすめ―口から食べられなくなったらどうしますか』（講談社）という本で、「平穏死」という言葉を日本中に広めました。

石飛医師が説く「平穏死」とはどのようなものでしょうか。

「人間は十分年を取ると口から食べられなくなり、やがて自然な死を迎えます。80年、90年と生きていると、人間の体は必ず限界がくるのです。ところが現代では、医療の進歩によって、体が死の準備段階に入っても、死期を引き延ばす方法があります。

そのため、延命できるのに手を尽くさないと〝見殺しじゃないか〟と思う人が出てくるのです。終末期の病床には、たまにしか会わない家族や親戚が集まることもあって、〝何とか生かしてほしい〟と医療に助けを求めることがよくあります。人が終末期を乗り越えて生き延びるなどということはあり得ないのですが、なかなか理解してもらえません。

人間が老いて死を迎えるときに、口からものが食べられなくなることは自然なことなので、見守っているとやがて安らかな〝平穏死〟を迎えることができます。人間は、乾かしておいたほうが楽に逝けるのです。飛行機にたとえれば、もう着陸態勢に入っているのですから〝燃料〟は要りません。逆に、無理に命を長引かせようと点滴や胃瘻をすると、楽に着陸できるのにドスンと墜落させるようなことになって本人は苦しみます。命を救いたいと思ってした選択が、結果として延命治療になっていくのです。

そうならないためには、死の話題は不吉だと避けず、〝どういう最期を迎えたいのか〟を日頃から話し合っておく必要があります」

石飛医師は、かつて消化器外科医でした。がん細胞をゾンビ扱いして一粒も残さず取り除こうと、広い範囲を切除していたと語ります。根治への執念から、臓器だけでなく血管もバラバラにして、あとで動脈や静脈をつなぐ血管外科も始めたそうです。当時の自分を「部品交換屋」と自嘲する石飛医師は、行きすぎた医療への反省から「人間は生き物だから、所詮死は避けられない」「迫った死に無理に抗《あらが》う過度な医療は、人間を幸せにしない」

という考えに至りました。

「がんも動脈硬化も、老衰が黒幕です。老いて、衰えて、免疫力が下がってきた結果だと考えられます。だから結局は、治りません。治そうとしても、本人を苦しめるだけで終わってしまいます。延命治療も同じです。医者だって、わかっています。やれば点数にはなりますが、この人のためになるかどうか。それだけでなく、医療になっているかどうかという話です。患者本人の役に立ってこそ、医療なのですから」

鳥海房枝さんの話

保健師で東京都北区の特養「清水坂あじさい荘」の副施設長だった鳥海《ちょうかい》房枝さん（現在、NPO法人メイアイヘルプユー理事）は、わが国の介護施設で看取りが必要になってきた経緯を、次のように語ります。

「介護保険の中で看取り加算が始まったのは、2006年度からです。最初は特別養護老人ホームだけでした。報酬の割に手続きが煩雑なので、当初はパスする特養も多かったと思います。しかし、生活の場である特養が〝終の棲家〟と認められたという意味で、これは画期的な改正でした。

その後、2009年度から老健とグループホーム、2012年度から介護付有料老人ホームなどの特定施設、2015年度から小規模多機能型居宅介護に看取り加算がつきました。介護保険が改正されるたびに、泊まったところで死ねる範囲を拡大していったのです。病院以外のところで人が死ねるようにする方向で、近年制度の見直しが行われていることがわかります。

どうして介護事業所はこんなに急に看取りにシフトしてきたかと言うと、私のような団塊世代が高齢者になってきたからです。病院死すると、いくらかかるかご存じですか。北欧や西欧ではできないことですが、日本では100歳を過ぎたお年寄りに〝どうしても〟と家族が頼むと気管切開して人工呼吸器をつけることができます。一分一秒でも長く生かしておきたいということになれば、1ヵ月の医療費に800万円から1200万円かけることもできるのです。

問題は、「それで楽に死ねるのか」という話になります。過剰な医療を施されて死ぬ人は、医療が少ない人に比べると、いい死に方になりません。とことん医療を施されたご遺体がどうなるかと言うと、全身のあらゆる毛穴から水が吹き出してくるのです。循環させて吸収することができませんから、水が皮膚の表面にたまってきます。

皮膚の表面にまで水がたまるようになると、皮下組織も肺や心臓などの臓器も水浸しになっています。溺れるような死に方をさせられているんです。意識はなくても、本人は苦しみます。延命させた時間は、苦しみを長引かせた時間でしかありません。

ところが病院死の場合は、そういう形で亡くなっても、遺族である私たちは首から上しか見ません。亡くなるときに治療のため家族は病室から出され、最期の処置は看護師か葬儀屋さんが行いますから、首から下がパンパンに腫れて水浸しになっているところは見せません。家族が無理に参加して抱え上げようとしたところ、腰のあたりの皮膚が破けて、水がビシャッと2ℓくらい出たことがありました。

戦後しばらくは、在宅死が多く病院死は少なかったのですが、1970年代後半に逆転し、2000年を過ぎると約8割の日本人が病院で死ぬようになりました。それが団塊世代までできるかというと、もう無理です。医療保険が持たない、介護保険が持たないという状況になって、もう一度揺り戻しをかけなければならなくなりました。財政的な理由で、死を日常のこととして、真っ当に扱わなければならなくなったのです」

元納棺師が語る「在宅のご遺体」

鳥海さんの話を聞いた直後、私は幸運にも元納棺師の人と出会って話を聞くことができました。名前を仮にハナさんとしますが、以下はハナさんから聞いた話です。

「病院で亡くなった故人様は、通常ご自宅へ運ばれます。運ぶのは、葬儀社の専用車です。稀にご自宅でお通夜ができないという理由で、直接斎場の安置室へ行くこともありましたが、私たちが仕事をする場所はほとんどご葬家《そうけ》でした。

　私たちは2名のペアで、軽ワゴン車に棺桶と湯灌《ゆかん》（遺体を棺に納める前に湯水で拭き清めること）の道具を積んで出発します。ご葬家で湯灌と納棺を行うということは、ご希望があれば全てご遺族の前でしなければならないということです。1人が口上を述べ、1人が施行します。首から下がスッポリ隠れるくらい大きなバスタオルを持っていって、その中に手を入れて施行するのですが、ご質問のように過剰な点滴を受けた故人様は大変でした。

　その前に、仕事の流れが2パターンあることを説明しておかなければなりません。当社が用意した白装束（旅支度と呼びます）か生前愛好なさっていた正装にきちんと着替える場合と、病衣かパジャマの上に服を乗せるくらいの簡易タイプの2パターンです。

　ご葬家に着いたら、ご遺族に席を外してもらって儀式の準備をします。それと同時に故人様の状態を確認します。納棺が滞りなく行えるかどうかは、この準備の段階で決まります。棺桶に入るかどうか、水ぶくれになっていないかどうかを調べるのです。

　拘縮がひどくて曲がった手足が棺桶に入らない場合は、それなりの処置をします。骨をバキバキ折るのではないかと思われるかもしれませんが、そこまでは必要ありません。関節をゆっくり伸ばしてさしあげると、手足をまっすぐにできることがほとんどです。生前のケアが不十分な場合は、筋《すじ》を傷めてしまうこともありました。

がんや老衰で痩せた故人様は良い状態なのですが、最期まで点滴をされていた故人様には処置が必要になります。亡くなる直前まで点滴をしていると、最後に針を抜いた穴から血液や水分が出続けるのです。絆創膏が貼られていますが、何の役にも立ちません。寝かされているふとんがビショビショになるくらい水が出ます。水だけならいいのですが、血液が出るとふとんが真っ赤に染まりますから、ご遺族がショックを受けないように手早く処置を行わなければなりません。

病院で行ってくれるのは、最低限のエンゼルケアです。摘便はしてあるので便は出ませんが、そのほかの体液や血液の処置はされていませんので、綿を入れたり、場合によっては止血剤などを使ったりして処置します。

大変なのは皮下にたまった水ぶくれで、体のあちこちに島のように大きな袋ができている場合があります。これが棺桶の中で破けると、簡単な防水シートは貼ってありますが、お棺から水が流れ出しかねません。そのままにはしておけないので、水を抜く処置を行い、その後も水がしみ出ることのないよう防水パッドで覆ってさしあげます。

その後、湯灌の儀では、ご遺族にバスタオルの中へ手を入れて故人様を拭いていただくのですが、水ぶくれの跡の皮膚を拭くと皮が破けますから、そういう故人様は湯灌が略式になりがちです。

確かに、ご遺族にお見せするべきではない故人様もいらっしゃいます。ご臨終ぎりぎりまで点滴をされていた場合は、ほとんどがむくんでいます。水分は、お腹にため込む人もいますし、一つひとつの細胞からしみ出てくる人もいます。また、傷口からしか出ない人もいます。

過剰な医療だったかどうか、それは私たちにはわかりません。必要な点滴や栄養の注入であったかもしれませんから。ただ、故人様がそれを受け入れられず、体から出したがっていることはよくわかります」

「点滴＝栄養」という誤解はなぜ生まれたのか

自宅であっても施設であっても、人は枯れるように亡くなることができる可能性を持っています。それを阻害しているのは、

①「死ぬほどつらい」という言葉に代表されるような、「苦痛を通り抜けなければ死ねない」という私たちの思い込み。

②医師の「死は敗北である」という考え。

③看取りに入ることを認めようとせず、延命を求める子どもや親族の存在。

などです。

では、人はどうすれば安らかな死を迎えることができるのでしょうか。それには、終末期に入ったかどうかを見極める目を持たなければなりません。まだ持ち直す状態で行う医療と、終末期に入って行う医療とでは、同じことをしていてもまったく逆の結果になるからです。

点滴を材料にして、このことを考えてみましょう。

まだ持ち直す可能性のある状態であれば、脱水を避けなければなりません。口から入らなければ、1日1000〜1500㎖の点滴が必要です。ところが終末期になると、これでは多過ぎます。痰が増えて呼吸が苦しくなり、代謝が落ちているのでむくみが増したり褥瘡ができたりします。それが続くと、鳥海房枝さんやハナさんの話に出てきたように、全身の毛穴から水があふれ、溺死に近い状態で亡くなることもあるのです。

終末期に入ったことを見極めた在宅医は、点滴の量を1日500㎖に減らします。そうすると本人は痰の苦しみから解放されるうえ、体の養分を使い果たす過程に入りますから、やせ細って枯れるように亡くなるのです。個人差はありますが、1日500㎖の点滴だけにして看取りを行うと、2〜3ヵ月で臨終を迎えることになります。

ただし、その過程でも褥瘡ができたり苦しみが長引くので、看取りに入ったら点滴は一切しないという選択肢もあるのです。「平穏死」を推奨する医師たちに話を聞いてみると、看取りに入ってからは一切点滴をしないと何人もの医師が言いました。そうすると、数週間で亡くなります。人の体は脱水を起こすと意識が朦朧《もうろう》とするので、痛みや苦しみを感じることもありません。まだ持ち直す可能性がある状態では最大の敵である脱水が、終末期になると最大の味方になってくれるのです。

しかし、「何もしない」ということは、見守る家族にとって楽なことではありません。そのため、ある往診医は自分が行ったときに200㎖だけ点滴すると言いました。生命を維持するためではなく、見守る家族に納得してもらうためです。

胃瘻や中心静脈栄養で送り込む栄養も、終末期には本人にとって苦痛でしかなくなります。痰や褥瘡で苦しませないためには、どこかで人工栄養を中止しなければなりません。そうなると「餓死させるのか」と非難する親族がいますが、食べたくても食べられないのが餓死、体が受けつけなくなって死ぬのは自然死です。

「栄養が摂れないのなら、せめて点滴をしてください」と言い出す親族もいます。点滴で栄養を補給できると思い込んでいるのですが、点滴は水分の補給であって、1本の栄養価は缶ジュース1本程度しかありません。点滴をしてもたんぱく質は入らないので、命を永らえさせるものではないことを理解しておきましょう。

これはかつて医療費が青天井だった頃、医師が「栄養を打っておきましょう」と言って点滴をしてみせたお芝居を真に受けてしまったためです。栄養になるくらい何本も打ったら、悪くすると溺死に近い状態になりかねません。助からないお年寄りにあえて過剰な医療を行い、死に際に苦しめることは避けましょう。

「胃瘻」をどう捉えるべきか

2015年5月に朝日新聞出版から刊行された漫画『ヘルプマン!!』の単行本第1巻「介護蘇生編」の表紙には、大きな活字ですごいことが書いてあります。

「〝胃ろう〟になった高齢者が経口食に復帰できる確率6・5%。日本は胃ろう大国なんだよ。」

残りの93・5%は、パック詰めの流動食を胃に流し込んで余生を過ごすというのです。病院が胃瘻《いろう》を勧めるとき、医師は決まって「訓練すれば、また口から食べられるようになりますよ」と言います。家族はその言葉に背中を押されてPEG（経皮内視鏡的胃瘻造設術）を決意するのですが、ほとんどの病院は口から食べる訓練などしてくれません。それはなぜなのかをこれから述べますが、このことを知らないと高齢者医療など怖くて受けられないという話です。

日本の胃瘻人口は、40万人から50万人と言われています（2014年に診療報酬を大きく減らされたので、減りつつあります）。病院の医師は「口から食べられない人を放っておけない」という理由で入院患者に胃瘻を勧めますが、その裏には別に3つの理由があります。①食事介助をしたくない、②退院先を見つけやすい、③誤嚥性肺炎を防げる、の3つです。

①は看護師が時間のかかる食事介助などをしていたら、仕事が回らないし経営的に赤字になるから、②は手術後早く退院させないと診療報酬が下がるから、どちらも経営の都合で強要します。是非は別にして、①②には一応根拠があるのです。ところが③にはまったく根拠がありません。

誤嚥というのは食べ物が間違って気道に入ることですが、誤嚥性肺炎の中で食べ物が原因になることは比較的少ないのです。人は誤嚥したらムセますが、これは食べ物が気道に入りかけたときに起こる正常な反射で、ムセる力がある人は口から食べられます。また、お年寄りがもちなどを気道に詰まらせて死ぬのは窒息で、これは誤嚥性肺炎とは無関係です。

多くの医師は、口から食べられなくなったから誤嚥性肺炎が起こると思っています。つまり知らないのです、胃瘻では、誤嚥性肺炎を防げないということを。

お年寄りが何度も繰り返し、やがて抗生剤が効かなくなって死に至る誤嚥性肺炎のほとんどは、細菌の混ざった唾液が本人も気づかないうちに気道から肺に流れ込んで起こる不顕性の誤嚥性肺炎です。寝ている間や起きている間にダラダラと誤嚥しているのに、ムセないし本人すら気づきません。これを防ぐには、誤嚥してもいいように口の中を清潔に保つ必要があります。歯科医のチームが口腔清掃や嚥下リハビリ、抗菌剤の投与などを行うのがケアであって、医師が誤嚥性肺炎に抗生剤を使うのは後始末なのです。

さらに医師は、大きな誤解をしています。胃瘻は、誤嚥性肺炎をつくることもあるのです。前述の『ヘルプマン!!』第1巻には、「誤嚥性肺炎を予防するには　口から食べるのが一番です」というセリフが出てきます。この巻は歯科医の五島朋幸さんの監修を受けていますが、まことに鋭い指摘だと思います。口から食べていれば唾液の量はコントロールされますが、胃瘻にすると栄養過多に陥るため、痰と唾液の量が異常に多くなるのです。常に唾を飲み込んでいなければならず、それができなくなると気道に流れ込みます。

口から食べると消化管全体が蠕動《ぜんどう》運動を起こして食べ物を吸収しますが、直接胃に栄養を送り込まれると十分な準備が整いません。ただ下痢になって垂れ流す人もいますし、吐く人もいます。吐くと、食道を逆流した栄養剤は気道から肺へ流れ落ちるのです。

胃瘻は、3種類の人に造設されます。①一時的に口から食べられなくなったが、また口から食べられることが明らかな人、②筋萎縮性側索硬化症などの神経難病で、意識があり、まだ生きたいと思っている人、③終末期の高齢者。

①②は間違いなく胃瘻の適用ですが、③を行っているのは日本だけだと言われています。日本以外のほとんどの先進国は、終末期の高齢者への胃瘻は行わなくなりました（胃瘻はもともと、アメリカで開発された小児用の手術技法でした）。

なぜ終末期に救急車を呼んでしまうのか

自宅で終末期を全うするためには、訪問診療を行ってくれる医療機関にかかる必要があります。最後には本人が通院（受診）したくてもできなくなりますから、定期的に（月2回以上）自宅へ来てくれる在宅療養支援診療所（第7章参照）とつながっておくといいでしょう。その診療所が訪問看護ステーションと連携していれば、穏やかな看取りを行う環境が整います。

多くの人は、患者や家族が要請したときに医者が駆けつけてくれる往診のほうが役立つと思いがちですが、それは看取りの医療ではありません。まだ持ち直す状態の医療です。

看取りで必要なことの一つに、容態が急変したからといって、救急車を呼んではいけないという鉄則があります。そのために訪問医がいるのですから、急変したら訪問医に（訪問看護ステーションを利用している場合は訪問看護師を通じて訪問医に）連絡を入れて指示を仰げばいいのです。

では、施設ではどうなのでしょう。鳥海房枝さんの『介護施設におけるターミナルケア』（雲母書房）が上手に説明しているので引用させてもらいます。

「看取りを施設内で行う努力をしている特養では、入居者がどこで最期を迎えたいと思っているか、機会をとらえて意向を確認していると思います。入居者の誰かが亡くなった時に、〝ご自分の時はどうしたいですか〟と、それとなく確かめたりしているでしょう。しかし、最後の段階にさしかかっている時に、家族に救急車の出動を要請するよう依頼されることもあります。〝病院に入院させてください〟と言われれば、施設としては、〝ここで看取る、と合意していたではありませんか〟と言うわけにはいきません。

運ばれた病院では、救急患者ですから最大限の医療を施します。搬送されて来た人に医療を怠れば、現在の法律では刑事訴追の対象にさえなりかねません。

命を助けるには、さしあたって挿管、気道確保、点滴の血管確保、酸素吸入、排尿の留置カテーテルをセットします。他に状態監視用の医用電子機器のコードがつけられるでしょう。その作業をテレビドラマで見るように、若くて体力のある医師や看護師が一斉に取りかかって、およそ5分で終えてしまいます。そして自発呼吸が停止すると、心臓マッサージまでして延命を試みます。

家族が前もって、延命治療をしない意向を施設に示していたとしても、救急車に乗ってしまうとこのような医療が待ち受けています。街なかの有床診療所の医師、あるいは特養に往診してくれるなど高齢者をよく知っている医師がいるところでは、そこまでしないケースがありますが例外でしょう。

助かると次の段階になります。栄養や水分を与えるために、持続的な点滴をされます。家族が〝点滴までしなくてもいい〟と言ったところ、〝見殺しにすることになりますよ〟と諭《さと》された例もあります。そこまで医師に言われると、家族は点滴を受け入れざるを得ません。

では、なぜ医療は吸収力もない身体にさまざまなものを注入して、浮腫《ふしゅ》を発生させ、水浸しと言われるようなことをするのでしょうか。それは、患者がそのような状態で亡くなっても、〝最後まで手を尽くしてくれた〟と言われこそすれ、〝過剰で無駄なことをしたせいで、水膨れになって苦しんで死んだではないか〟とは言われないからです。医療者が苦情を言われる可能性は少なく、考えられるのはせいぜい、〝早く見切って手を打たなかったために、費用が嵩《かさ》んでしまった〟などと、家族間のもめ事に巻き込まれることぐらいでしょう。治療を打ち切ったがために〝するべきことをしていないではないか〟と疑念をもたれないためにも、完璧を期すのが終末期医療の現状です」

救急車を呼ぶということは、「どんな医療措置をとってでも救命してください」という意思表示と同じです。まだ息がある状態で救急車が到着し、その後心肺停止状態に陥ったら、救急救命士は心臓マッサージを始めます。高齢で小柄なおばあさんだと、あばら骨を全部折られながら心臓マッサージが行われることもあるのです。どのみち助からないのであれば、家で看取ったほうが安らかに亡くなることができます。

救急車を呼んだものの間に合わず亡くなってしまうと、あるいは既に死亡したことを知りながら救急車を呼ぶと、検死のために警察が介入することをご存じでしょうか。これは「初めての医師を遺体が受診する」からそうなるのですが、ただでさえ悲嘆にくれている家族はさらに心をかき乱されます。朝起きたら亡くなっていたような場合でも、救急車を呼ぶのではなく訪問医（または訪問看護ステーション）に電話をかけなければなりません。

「24時間ルール」の正確な理解が必要

人が死んだ姿は、親しい人であれば「遺体」と呼ばれ、知らない人であれば「死体」と呼ばれます。それと同じように、医師は自分の患者であれば「死亡診断書」を書けますが、過去に診察したことがなければ「死体検案書」しか書けません。後者は事件性がないことを証明するための手続きですから、ときに解剖が必要となるのです。

世の中には、「24時間以内に医師の診察を受けていない遺体は、死亡診断書を書いてもらえない」または「警察に届け出なければならない」という風評があります。これは、医師法第20条のただし書きが少々複雑なために生まれた誤解です。

医師法第20条は、次のような条文になっています。

医師は、自ら診察しないで治療をし、若《も》しくは診断書若しくは処方せんを交付し、自ら出産に立ち会わないで出生証明書若しくは死産証書を交付し、又は自ら検案をしないで検案書を交付してはならない。但し、診察中の患者が受診後二十四時間以内に死亡した場合に交付する死亡診断書については、この限りではない。

いかがですか。このただし書きが「24時間ルール」と呼ばれて一人歩きをしたのは、文章の難解さに起因しています。ただし書きは、自分の患者が診察後24時間以内に当該診療に関連した傷病で死亡した場合には、改めて診察をしなくても死亡診断書を交付できることが書かれているだけです。そのほかのこと、たとえば最後の診察後24時間を超えて死亡した場合は死亡診断書を書くことができないとは書いてありません。時間が経過した遺体であっても、死後改めて診察を行い、生前に診察していた傷病に関連する死亡であると判定できれば死亡診断書を書いてもらえます。

この問題はかなり誤解が広がったので、厚生労働省医政局医事課は2012年に「医師法第20条ただし書《がき》の適切な運用について」という通知を行い、都道府県に対して正しい解釈を周知徹底させたほどです。適切な運用とは、「受診後24時間以内であれば診察せずに死亡診断書が書けるが、そうでなければ遺体を見に行って死亡診断書を書く。どちらにしても以前診察した医師であることが条件」ということになります。

この法律のポイントは、見に行く時間を決めていないところです。無医村や離島を考慮して（1948年にできた法律）、後で見に行けばいいので、家族は医師と電話で話し合ったうえ、エンゼルケアを行うことができます（死亡診断書がないと埋葬はできません）。

実際には、24時間以内に診察していたとしても、遺体を見ずに死亡診断書を書く医師はめったにいません。多くの訪問医は在宅死が予想される場合、「息を引き取ったら時刻をメモしておいてください。それから電話をもらえれば、都合が付き次第診察に行きます。事件性がないことさえわかれば、必ず死亡診断書を書きますから」といった意味合いのことを家族に伝えてくれるものです。訪問医を利用する前に亡くなった場合は、以前受診したことのある医師に死亡診断書を書いてもらってください。

終末期医療の問題点をまとめると

最後に、終末期医療の問題点をまとめてみます。ここに示した各項目は、対応を間違うと家族があとあとまで後悔してしまうことばかりです。大切な人に平穏にあの世へ旅立ってもらうために、ぜひ心に留めておいてください。

①いつから終末期なのか見極めるのが難しい

専門書には「一般的に、高齢者の終末期は死ぬ6ヵ月前から」と書いてあったりしますが、これは亡くなってから逆算しないとわからないということです。がんなど余命がわかる病気もありますが、老衰となるとわずかな栄養しか摂れなくなっても、人は数ヵ月間生き続けます。体に貯えている水分や脂肪分をすっかり使い果たして死んでいくからです。

特養などで看取り加算の書類を準備する場合、「医師が絶対回復する見込みがないと判断したとき」がターミナルケアに入る目安とされていますが、この基準も漠然としています。実際には体重が入居時から20％減少した場合とか、血清アルブミン値（栄養状態を測る基準、3・5g／dℓ以下が低栄養）が2に近づいた場合など、施設独自の基準を設けているようです。

②急変時への対応が延命治療になってしまう

医療は基本的に延命を目的としますから、救急車で病院に運び込むと、家族が了解したものとして延命治療が始まってしまいます。近年、「90代で寝たきりの高齢者が昏睡状態に陥ったから」救急車を呼ぶといった、いわゆる「看取り搬送」の増加が、交通事故や心筋梗塞などで一刻を争う患者の受け入れを阻害しているとニュースになったほどです。そこまでして救急病院に終末期のお年寄りを託し、植物状態にされて「こんなはずじゃなかった」と嘆くのは、わがままと言うほかはありません。

施設などで看取りに入ったお年寄りがいると、介護職は夜勤を怖がります。「急変時にはどうすればいいですか」と聞かれると、鳥海房枝さんは「看取りに急変時はない」と答えるそうです。①の見極めさえできれば、施設であっても自宅であっても、看取りに入ったら救急車は呼ばないほうがいいでしょう。

③胸水や腹水は抜いてはいけないことが知られていない

病院で終末期になっても体に水分や栄養を入れ続けると、体はパンパンにふくれ、胸水や腹水がたまってきます。痰が増え、呼吸はゼイゼイと苦しそうです。こんなとき、多くの医師は胸水や腹水を抜きますが、抜いた分だけ補給するのでまた溜まるイタチごっこに陥ります。胸水や腹水は単なる水分ではなく、栄養素を含む血液のようなものなので、抜くとお年寄りは一層弱るのです。

尼崎市で在宅医療を続ける長尾和宏医師は、「胸水や腹水は、ラクダのコブのようなもの。これを使えば穏やかに亡くなれるから点滴や栄養はいらない」と言います。事実、利尿剤だけで様子を見ていると胸水や腹水が引いて全身のむくみが取れ、患者は心臓への負担が減って呼吸も楽になるそうです。「脱水は平穏死の友。結果的に長生きできた」と長尾医師は著書で語っています。

④人工呼吸器と胃瘻のセットには問題がある

人工呼吸器と胃瘻のセットが、究極の延命装置です。人工呼吸器はのどを切開して気管カニューレを挿入するので、口の中のものが気道へ行かなくなります。単なる胃瘻だけでは誤嚥性肺炎を防げませんが、胃瘻が人工呼吸器とセットになると誤嚥性肺炎はまず起こりません。感染症を起こす確率が限りなく小さくなった環境で、酸素と栄養が与え続けられるのです。

こうなったお年寄りは、安らかな最期から遠ざけられます。アメリカでは終末期になると人工呼吸器を外すのが当たり前で、そうしないと逆に医師が訴えられますが、日本では外すと殺人罪になる可能性があるのです。

⑤いったん始めた延命治療はやめることができない

「日本尊厳死協会」の発行するリビング・ウイル（尊厳死の宣言書）は、法的拘束力を持ちません。先進国でリビング・ウイルが効力を持たない国は、日本だけです。そのため現在の日本では、いったん付けた延命装置を取り外せないのです。ところが、そのことを知らされないまま延命治療への同意を求められたり、同意なしで延命治療が始められたりしています。

厚生労働省は2007年に「終末期医療の決定プロセスに関するガイドライン」を出しましたが、複数の医師が共同決定に加わるなどの手続きを示しただけで、延命治療の不開始・中止の是非には触れませんでした。日本医師会や日本老年医学会などもガイドラインを出していますが、どれも法的拘束力を持ちません。

長尾医師はこのような状況に対して、「終末期医療に関して言えば、日本は世界の中で完全にガラパゴス化していることを、医師も患者も家族もほとんど知らないのです」と述べています。日本は、延命治療の不開始・中止が法制化されようとするたびに、「終末期が定義できない」など各方面から猛烈な反対の声が巻き起こる国です。

法律の制定を待てない以上、家族が終末期になったらどうするかを考えるしかありません。それにはあらかじめ本人の意向を聞いておき、聞けなかった場合は「本人はどのような最期を望んでいただろうか」と想うことです。その想いは、「自分はどんな最期を望むのか」という問いとなって返ってきます。

エピローグ

藤田越子さんの場合

本書の執筆を開始後しばらくして、私はある人物と再会することができました。プロローグで紹介した家族介護者の藤田越子さんです。越子さんのお母さんは私が取材してから2年後、2008年に90歳で亡くなっていました。肺がんでしたが気づかなかったため、亡くなる2週間前まで食事に行ったりお出かけを楽しんだり、普通の暮らしができたそうです。

「母親を22年間介護し、その間に父親も6年間介護しました。いま、私は57歳です。友達や知り合いがどんどん介護に巻き込まれていく年齢ですが、これから22年間介護をしろと言われたらできないと思います。まだ20代で若かったから、頑張れたのでしょう。体力もありましたし」

「でもそのために、青春を犠牲にしたのではありませんか」という私の問いに、意外な答えが返ってきました。越子さんは結婚していたのです。

「母親が旅先で倒れて熱海の脳外科病院に担ぎ込まれたとき、私は結婚して半年だったんです。そこから1年間病室に泊まり込む生活が始まり、東京に住む夫の元へは帰りませんでした。母親の足元に置いた簡易ベッドで寝て、まだ現役で働いていた父親が週末に通ってくる1年間でした。夫は文句を言わなかったですね。私は母親を助けたかったので、夫との生活には目をつぶりました。行ったり来たりしていたら里心がつくので、あんな修羅場のようなところへ帰りたくなくなるのが怖くて、母親が助かるまでは絶対にいようと心に決めていました」

越子さんのお母さんは5回手術を受けています。倒れたのはくも膜下出血で、数日後に脳内出血、その後髄膜炎を起こして頭に水がたまり、管を入れる手術を3回受けました。病室は、ガラス張りのいちばん重症の部屋でした。当時は完全看護ではなかったので、6人いた同室の患者さんたちは付添さんをつけていました。お母さんは、付添さんを1人つけたうえで、さらに越子さんがつく24時間の手厚い態勢だったので、周りの患者さんのご家族から羨ましがられたといいます。

温泉地にある急性期病院には、交通事故や温泉で倒れた人などさまざまな人が担ぎ込まれてきたそうです。そして、次々と亡くなっていきました。1年間に何十人も亡くなる人とその家族を見て、越子さんは人生観が変わったといいます。

「毎日のように人が死ぬので、今度はうちの母親の番だと思ってしまうのです。このまま母親が亡くなるのはあまりにかわいそうだったので、最後まで諦めないで看ようと心に誓いました。付き添いを始めた当時、私は27歳でした。その後も大変なことはありましたが、あの1年間のことを思えば、たいしたことはないと思えるのです。その後長く続いた介護生活の中で、私がいちばん大切にしたのは、障害（左マヒと聴力の完全喪失）を持った母親が、生きる希望を失うようなことにはさせないという思いでした」

越子さんと夫との結婚生活は、10年間で終わりました。子供はいません。

「私が介護を優先させたかったから、お互いのために別れようということになりました。喧嘩別れではありません。夫だから、妻だからつらいわけで、友だちだったらよかったわけですから。そう思って、私のほうから離婚を申し出ました」

在宅介護が始まってからは、両親の住まい（お母さんが障害を持ったので入ることができた都営団地）に越子さんが通い、ほぼ毎日泊まり込んで介護をしました。高齢になるまで働いたお父さんの収入で親子3人が生活し、越子さんがヘルパーさんの助けを借りて介護と家事を担当したのです。お父さんがリタイアしてからは、お父さんの年金プラス恩給が頼りでした。

こうして22年間の在宅介護を全うし、後片付けをして団地を都に返したあと（都営団地の使用継承ができなかったため）、現在越子さんは元の夫と再び暮らしています。

「夫は62歳ですが、まだ現役です。私が介護に専念している間、なぜか再婚しなかったのです。私は現在、都内の社会福祉協議会で高齢者福祉のコーディネーターの仕事をしています。こういう仕事ができるのは、両親を介護したからかもしれません。今の私があるのは、両親の介護を通して、いろいろな人との出逢いがあったからです。それは、両親が残してくれた贈り物だと思っています。介護中閉じこもらなかったのは、母親のことを知ってほしかったから。車イスでもいろいろなところへ出かけ、筆談しているところを多くの人に見てもらいたかったからです。要介護状態になったら外へ出たがらない人も多いと思いますが、母親はまったく気にせず、どこへ行きたい、あれを食べたいと言ってくれたのがよかったと思います」

それにしても越子さんの明るさは、どこからきているのでしょうか。

「両親は戦争のために離れ離れになり、12年間音信不通の時期がありました。戦後9年目に結婚生活を再開したので、私は父親が42歳、母親が40歳のときに生まれた子どもです。一人っ子で、好きなように親を看られたからありがたかったと思います。それまでの親子関係がよかったので、義務で介護をしたのではなく、看たいから看ていたのです。世の中には、親を看たくても看ることができない人もいますから」

そう言って、越子さんは明るく笑うのでした。

講談社現代新書　2403

親《おや》の介護《かいご》をする前《まえ》に読《よ》む本《ほん》

二〇一六年一二月二〇日第一刷発行

著　者　東田《ひがしだ》　勉《つとむ》

発行者　鈴木　哲
発行所　株式会社講談社
東京都文京区音羽二丁目一二―二一　郵便番号一一二―八〇〇一
電　話　〇三―五三九五―三五二一　編集（現代新書）
〇三―五三九五―四四一五　販売
〇三―五三九五―三六一五　業務
装幀者　中島英樹
印刷所　慶昌堂印刷株式会社
製本所　株式会社大進堂
定価はカバーに表示してあります　Printed in Japan

N.D.C.369.26　253p　18cm
ISBN978-4-06-288403-7

「講談社現代新書」の刊行にあたって

教養は万人が身をもって養い創造すべきものであって、一部の専門家の占有物として、ただ一方的に人々の手もとに配布され伝達されうるものではありません。

しかし、不幸にしてわが国の現状では、教養の重要な養いとなるべき書物は、ほとんど講壇からの天下りや単なる解説に終始し、知識技術を真剣に希求する青少年・学生・一般民衆の根本的な疑問や興味は、けっして十分に答えられ、解きほぐされ、手引きされることがありません。万人の内奥から発した真正の教養への芽ばえが、こうして放置され、むなしく滅びさる運命にゆだねられているのです。

このことは、中・高校だけで教育をおわる人々の成長をはばんでいるだけでなく、大学に進んだり、インテリと目されたりする人々の精神力の健康さえもむしばみ、わが国の文化の実質をまことに脆弱なものにしています。単なる博識以上の根強い思索力・判断力、および確かな技術にささえられた教養を必要とする日本の将来にとって、これは真剣に憂慮されなければならない事態であるといわなければなりません。

わたしたちの「講談社現代新書」は、この事態の克服を意図して計画されたものです。これによってわたしたちは、講壇からの天下りでもなく、単なる解説書でもない、もっぱら万人の魂に生ずる初発的かつ根本的な問題をとらえ、掘り起こし、手引きし、しかも最新の知識への展望を万人に確立させる書物を、新しく世の中に送り出したいと念願しています。

わたしたちは、創業以来民衆を対象とする啓蒙の仕事に専心してきた講談社にとって、これこそもっともふさわしい課題であり、伝統ある出版社としての義務でもあると考えているのです。

一九六四年四月　野間省一